o toque da cura

energizando o corpo, a mente e o espírito através da arte do Jin Shin Jyutsu®

editora Ground
livros para uma nova consciência

Este livro não deve ser considerado um guia de autotratamento por si só. As informações nele contidas objetivam complementar, não substituir, as orientações do seu médico ou de outro profissional de saúde, que devem ser consultados sempre que suas necessidades pessoais e sintomas requeiram algum diagnóstico ou cuidados clínicos. Consulte-os, também, antes de começar ou de interromper alguma medicação e ao iniciar qualquer tratamento, regime alimentar ou programa de exercícios físicos.

Alice Burmeister com Tom Monte

o toque da cura

energizando o corpo, a mente e o espírito através da arte do Jin Shin Jyutsu®

Prefácio
MARY BURMEISTER

Tradução
EUCLIDES L. CALLONI

EDITORA GROUND

Copidesque: *Iole Lebensztajn*
Cristina M. Hirota

Revisão: *Maria Antonieta Santos*
Eliane Alves de Oliveira

Capa: *Vagner Vargas*

Editoração: *Hilda Gushiken*

Dados Internacionais de Catalogação na Publicação (CIP)
(Câmara Brasileira do Livro, SP, Brasil)

Burmeister, Alice
O toque da cura : energizando o corpo, a mente e o espírito através da arte do Jin Shin Jyutsu / Alice Burmeister com Tom Monte ; prefácio Mary Burmeister ; tradução Euclides L. Calloni. — São Paulo : Ground, 1999.

Título original: The touch of healing.
Bibliografia.
ISBN 85-7187-142-6

1. Acupressura 2. Jin Shin Jyutsu I. Monte, Tom. II. Título. III. Título: Energizando o corpo, a mente e o espírito através da arte do Jin Shin Jyutsu.

98-5573 CDD-615.822
NLM-WB 537

Índices para catálogo sistemático:

1. Acupressura : Terapêutica 615.822

Editora Ground Ltda
Rua Lacedemônia 68 – Vila Alexandria
04634-020 – São Paulo – SP
Tel: (11) 5031-1500 / Fax: (11) 5031-3462
e-mail: editora@ground.com.br
site: www.ground.com.br

3-0476

Dedicado amorosamente à memória de
Gilbert C. Burmeister

Sumário

Agradecimentos

Os autores agradecem às seguintes pessoas por sua ajuda e orientação: Mary Burmeister, David Burmeister, Pat Meador, Muriel Carlton, Philomena Dooley, Wayne Hackett, Susan Brooks, Lynne Pflueger, Waltraud Riegger-Krause, Mathias Roth, Jed Schwartz, Dr. Haruki Kato, Sara Harper, Janet Oliver, Priscilla Pitman, Phyllis Singer, Brian Tart, Doyle Darragh, Jean Fraschina, Jeanette Chorlian, Norm Goldstein, Ian Kraut, Karen Moore, Steve Black, Connie Fisher, David Reynolds, Reuben e Rhoda Draisin e a todos os alunos e clientes de Jin Shin Jyutsu que contribuíram com as histórias incluídas neste livro.

Prefácio

Como meus pais gostavam de contar histórias, cresci ouvindo histórias da mitologia e dos tempos antigos. Lembro-me freqüentemente de uma delas que aconteceu num mercado público na Grécia antiga.

> *Sem mais nem menos, dois homens começaram a brigar. Entre os espectadores estava Pitágoras, o famoso matemático e filósofo. No momento em que um dos brigões estava prestes a desferir um golpe de espada no outro, Pitágoras pegou seu alaúde e tocou uma única nota, límpida e sonora. Ao ouvir o som, o irado homem baixou a espada e afastou-se.*

A compreensão que Pitágoras tinha das relações harmônicas ajudou-o a escolher o tom perfeito para apaziguar o homem.

O Jin Shin Jyutsu ajuda-nos a encontrar esse tom, a expressão perfeita da harmonia que existe em cada um de nós. O Jin Shin Jyutsu é uma filosofia, uma psicologia e uma fisiologia. Ele revela um modo de Ser para que possamos compreender a unidade cósmica, e assim, conhecer e ajudar a nós mesmos.

Um amigo meu observou certa vez que o Jin Shin Jyutsu é "complicadamente simples". Quem compreende e respeita sinceramente o significado profundo dessa Fisio-Filosofia e segue seus procedimentos não deve deixar-se intimidar por sua magnitude nem ter receio de praticá-la. O Jin Shin Jyutsu não é a aplicação de uma técnica, mas a demonstração de uma arte; uma arte que consiste simplesmente em ser o canal através do qual fluem os poderes estéticos infinitos do Criador.

O Jin Shin Jyutsu é a jornada de toda uma vida em direção ao autoconhecimento e à harmonia. Este livro é um roteiro para essa jornada. Ele lhe apontará a direção correta e lhe mostrará como prosseguir.

Conhecer o roteiro é apenas o primeiro passo. Continuar a viagem depende da aplicação dos procedimentos delineados pela arte e da comunhão direta com o Criador.

Que sua jornada seja tão abençoada quanto a minha.

Mary Burmeister

Introdução

um caminho simples para a saúde e o equilíbrio

Em 1977, Celeste Martin participou de uma convenção do setor imobiliário em New Orleans – um evento raro para ela, que só viajava quando sua saúde lhe permitia. Celeste sofria de flebite, uma inflamação aguda das veias que pode formar coágulos. Como medida preventiva, ela ingeria doses diárias de um medicamento redutor da viscosidade sangüínea e fazia exames de sangue periódicos que eram acompanhados por seus médicos.

Celeste padecia dessa doença há dezenove anos, tendo sido hospitalizada muitas vezes. Devido aos coágulos, as veias safenas magnas de ambas as pernas haviam sido retiradas. Além disso, dois coágulos que se formaram nos pulmões poderiam ter sido fatais sem uma intervenção médica adequada. Embolias menores estavam provocando numerosos AVC (acidente vascular cerebral) isquêmicos passageiros ou pequenos derrames. O inchaço crônico e a dor causados pela circulação deficiente obrigavam-na a manter as pernas envoltas em faixas elásticas.

Numa espécie de revolta contra as limitações impostas pela doença, Celeste resolveu viajar por uma semana. Durante a convenção, um homem de nome Charles se aproximou dela de forma totalmente inesperada e lhe deu um conselho estranho: "Se você não quer continuar parecendo semi-morta, conheço uma mulher que pode ajudá-la."

A mulher a quem Charles se referia era Mary Burmeister, professora e praticante de uma arte de cura pouco conhecida chamada Jin Shin Jyutsu. Quando Charles explicou que o Jin Shin Jyutsu podia produzir resultados extraordinários com uma simples aplicação de mãos, Celeste mostrou-se imediatamente cética. Havia trabalhado como enfermeira durante vinte e um anos e essa idéia não se encaixava em sua estrutura intelectual, seu treinamento e experiência profissional. Ela voltou para New Jersey com a impressão de que Charles era um homem bastante interessante, mas o que dissera não tinha maior relevância para ela.

Um mês depois, Celeste chegou em casa do trabalho com uma estranha sensação de formigamento no rosto, como se uma espessa teia de aranha a tivesse envolvido. Mais tarde naquele dia, ela perdeu a sensibilidade e a força no lado esquerdo do corpo. Por uma feliz coincidência, Charles telefonou exatamente naquela noite para saber como ela estava passando. Quando Celeste descreveu os sintomas que a afligiam, ele pediu a ela que desligasse o telefone, mas que ficasse por perto, pois ele voltaria a ligar. Charles telefonou para Mary Burmeister, que o orientou sobre o que Celeste poderia fazer para aliviar seus sintomas. Entrando novamente em contato com Celeste, Charles lhe transmitiu as orientações recebidas. Durante duas ou três horas, os filhos de Celeste seguiram as instruções dadas por Mary, colocando as mãos sobre áreas específicas do corpo da mãe. Em torno das duas horas da madrugada, os sintomas haviam desaparecido.

"Eu teria sido internada no dia seguinte", lembra Celeste, "mas em vez disso fui trabalhar." No mesmo dia, quando Celeste informou a Charles que os sintomas haviam desaparecido, ele lhe perguntou, "Agora você acredita no que eu lhe disse?"

Celeste acreditou nele e no começo de abril foi a Scottsdale, Arizona, para receber Jin Shin Jyutsu durante dez dias. Mary Burmeister não estava na cidade na ocasião, e as sessões ficaram sob a responsabilidade de Pat Meader, praticante da arte há muito tempo. Pat realizava duas sessões por dia, uma de manhã e outra à tarde. Durante a nona sessão, Celeste teve a estranha sensação de estar sendo transformada, como se um bloqueio profundo estivesse se dissolvendo. Ela sentiu a energia fluir livremente através do seu corpo. Mais tarde naquele dia, o telefone tocou. Sem pensar, Celeste levantou de onde estava e caminhou até o aparelho – foi só então, depois de pegar o telefone, que ela se deu conta de que não sentia mais dor nas pernas. Pelo contrário – suas pernas estavam fortes e ágeis. Subitamente, soltou um grito de alegria – "Não sinto mais dor nas pernas"!

No aeroporto de New Jersey, a prima de Celeste, que a esperava, mal a reconheceu. Já em casa, Celeste passou por uma avaliação médica completa, que mostrou que sua pressão sangüínea e o sistema de coagulação do sangue estavam normais. "O que você andou fazendo?" perguntou-lhe o médico. Celeste lhe falou do tratamento que recebera. Incentivando-a, ele disse, "Bem, seja o que for, continue."

Celeste soube então que tudo estava bem. "Eu não tinha mais medo", ela disse. "Eu sempre tive medo de que um coágulo se desprendesse e me matasse subitamente. Agora todo esse medo desapareceu." Aos 44 anos de idade, ela se sentia como se tivesse renascido.

A história de Celeste impressiona, mas não é tão insólita como poderia parecer. A vida de muitas outras pessoas mudou de forma extraordinária depois que descobriram o Jin Shin Jyutsu. Como Celeste, muitas dessas pessoas no início duvidavam que essa arte pudesse ajudá-las. O Jin Shin Jyutsu é tão simples e delicado que muitos se surpreendem com seu poder, mas é exatamente a sua sutileza que o torna tão eficaz. Por ser tão suave e não-invasivo, o Jin Shin Jyutsu deixa quem o recebe à vontade e aberto ao processo de cura.

No entanto o Jin Shin Jyutsu é muito mais do que um placebo admirável. Seus princípios e práticas estão firmemente enraizados em tradições de cura antigas, há muito esquecidas. Como veremos em seguida, quem o redescobriu, após anos de pesquisas sistemáticas e meticulosas, foi mestre Jiro Murai. Com o tempo, Murai passou seu conhecimento a Mary Burmeister.

O marido de Mary Burmeister, Gil, conta a seguinte história, que ilustra de forma muito apropriada a sutileza e também o poder desta arte de cura. Depois da Segunda Guerra Mundial, Gil ficou no Japão, servindo como funcionário civil das forças armadas americanas. Ele encontrou Mary, e começou a cortejá-la, pouco depois dela ter chegado no Japão. Na época, Mary estudava com Jiro Murai. Gil, por sua vez, sofria de prurido retal crônico, que acabou se transformando numa fístula que teve de ser removida cirurgicamente. Mesmo depois da operação, porém, a coceira persistia. Não havia remédio que amenizasse o desconforto. Um ano depois da cirurgia, Mary sugeriu a Gil que consultasse Jiro Murai.

O consultório de mestre Murai era totalmente despojado – o único móvel visível era um tatame branco no centro do limpo assoalho de madeira-de-lei. Murai pediu a Gil que se deitasse sobre o tatame. Gil se deitou, e o professor colocou suas mãos sobre ele. Ao toque de Murai, Gil sentiu uma intensa onda de energia penetrar em seu corpo. "Eu tive a sensação de um jato de energia", lembrou Gil muitos anos depois. Ele adormeceu rapidamente e permaneceu dormindo durante duas ou três horas. Nesse meio tempo, Murai nada fez além de posicionar suas mãos em diferentes partes do corpo de Gil. Quando Gil acordou, o prurido havia desaparecido e nunca mais voltou.

Sem dúvida, Murai era um homem brilhante, e suas esmeradas pesquisas permitiram-lhe compreender profundamente a complexidade do corpo humano. Essa compreensão possibilitou que ele concentrasse toda sua atenção na causa do sofrimento de Gil. Mais importante do que isso, porém, ela levou Murai a resgatar uma arte de cura que é ao mesmo tempo simples e abrangente em sua aplicação. Ele percebeu que qualquer pessoa que o desejasse podia aprender essa arte e usá-la para seu próprio benefício e também para ajudar os outros. Com o objetivo de propiciar a gerações futuras a oportunidade de aprender Jin Shin Jyutsu, ele transmitiu tudo o que lhe foi possível à jovem Mary Burmeister.

Hoje, mais de quarenta anos depois, Mary ensinou Jin Shin Jyutsu a alunos de todas as partes do mundo. Um desses alunos é Celeste

Martin. Logo depois de ter passado pela experiência de sua extraordinária recuperação, Celeste decidiu dedicar-se ao estudo e à prática do Jin Shin Jyutsu. Na verdade, pouco tempo depois de iniciar seus estudos dessa arte, Celeste já pôde ajudar outra pessoa – sua mãe.

Em abril de 1979, a mãe de Celeste sofreu uma queda e fraturou a bacia. O trauma acarretou uma falha cardíaca congestiva e a deixou em estado de coma. Celeste telefonou para Mary Burmeister para perguntar-lhe se o Jin Shin Jyutsu podia fazer alguma coisa por sua mãe. Mary lhe passou instruções sobre as áreas específicas do corpo onde devia colocar as mãos. No dia seguinte, Celeste estava à beira do leito da mãe em coma.

"Mary havia me instruído quanto aos pontos sobre os quais eu devia colocar a mão direita e a mão esquerda", lembra Celeste. "Mas eu não sabia o que estava fazendo. Eu não sabia o que podia fazer, se é que podia fazer alguma coisa." Mesmo assim, Celeste começou a aplicar Jin Shin Jyutsu como Mary a orientara.

A mãe de Celeste havia sido cateterizada. Uma bolsa de plástico pendia ao lado da cama, contendo uns três centímetros de urina. Celeste havia aplicado Jin Shin Jyutsu durante uns quinze minutos quando subitamente percebeu que a bolsa estava cheia, quase transbordando. Ela chamou imediatamente uma enfermeira, que chegou ao quarto apressada. Vendo a bolsa, ela disse a Celeste, "Bem, isso é estranho. Estive aqui há poucos minutos e a bolsa estava quase vazia."

Enquanto a enfermeira dizia essas palavras, a mãe de Celeste abriu os olhos e disse, "É você, Celeste?" Desse momento em diante, ela foi se fortalecendo pouco a pouco até se recuperar completamente.

"Eu fiquei impressionada e admirada", disse Celeste. "E também me assustei. Eu não sabia que uma pessoa leiga como eu podia fazer essas coisas. Para mim, essa era uma habilidade de Mary; compreendi, então, com humildade, que eu também podia ajudar outras pessoas."

A experiência de Celeste com sua mãe ilustra como o Jin Shin Jyutsu é acessível. Com um mínimo de experiência, ela pôde contribuir significativamente para o processo de cura da mãe. Todos temos o mesmo potencial. O conhecimento dos conceitos e práticas básicas do Jin Shin Jyutsu é um instrumento extraordinário para oferecer ajuda às pessoas que amamos. Além disso, como mostra a história a seguir, ele pode aumentar notavelmente nossa habilidade de ajudar a nós mesmos.

Em 1983, com 38 anos, Amy começou a ter inflamação nas articulações e a sentir muitas dores. Às vezes, a dor nos joelhos e nos pés era tão forte, que ela não conseguia caminhar durante vários dias. No início, seu médico achava que ela sofria de artrite reumatóide, mas os exames não confirmaram a presença de nenhuma doença específica das articulações. Baseado nisso, ele lhe receitou cortisona e medicação antiinflamatória.

Em 1985, os exames revelaram que o fígado de Amy estava aumentado. Novos exames, inclusive uma biópsia de fígado, excluíram a possibilidade de câncer, mas não permitiram um diagnóstico preciso. Enquanto isso, seus sintomas se agravaram. Os exames feitos em 1988 mostraram claramente um funcionamento anômalo do fígado. Os médicos disseram a Amy que ela tinha uma doença do tecido conjuntivo, um termo genérico que designa diversas enfermidades.

Finalmente, os médicos diagnosticaram que Amy estava com lúpus eritematoso, uma doença em que o sistema imunológico do corpo ataca o tecido conjuntivo e os órgãos vitais, inclusive o cérebro e os rins.

No verão de 1990, a doença de Amy agravou-se dramaticamente. Os exames mostraram que a função dos rins estava reduzida a pelo menos 50 por cento. O especialista que acompanhava o caso informou que se a função renal caísse para 20 por cento ou menos, Amy teria de submeter-se ao processo de diálise.

Justo quando parecia que a situação não poderia ser pior, Amy se envolveu num acidente de carro que a deixou com fortes dores no pescoço. Ironicamente, esse acidente foi sua porta de retorno à saúde.

Para tratar a dor no pescoço, Amy recorreu a uma massoterapeuta, Gina, que havia recentemente incluído o Jin Shin Jyutsu em sua prática.

As sessões fizeram Amy sentir-se melhor, e por isso ela pediu para receber aplicações de Jin Shin Jyutsu todos os dias durante três semanas. Sentiu uma melhora imediata de toda sua vitalidade; ao mesmo tempo, sua retenção de líquido diminuiu pela primeira vez em anos.

No mês seguinte, Amy fez novos exames dos rins. Esses mostraram que a função renal havia caído para 25 por cento. Seu médico lhe disse que se caísse mais cinco pontos, ele seria obrigado a encaminhá-la a uma equipe de transplante renal.

Em abril de 1994, novos exames revelaram que os rins estavam funcionando apenas 21 por cento – uma marca perigosamente próxima do abismo. Convencido de que tudo não passava de uma questão de tempo, o médico preveniu Amy de que, num futuro próximo, ela teria de submeter-se a um transplante renal ou então recorrer a sessões de diálise regulares.

"Depois de receber os resultados dos exames, saí do consultório e entrei no carro; fiquei ali sentada pensando sobre o meu futuro e sobre o que faria", lembra Amy. "Ali mesmo tomei a decisão de que não faria transplante nem diálise. Eu não sabia o que iria fazer, mas não aceitaria nenhuma dessas alternativas".

Imediatamente telefonou para o filho de Mary, David Burmeister, no consultório de Jin Shin Jyutsu, em Scottsdale. David incentivou Amy a continuar recebendo cuidados médicos e recomendou-lhe Marilyn, uma praticante que aplicava a arte há muito tempo e que trabalhava em Dallas, residência de Amy.

Amy fez sua primeira consulta com Marilyn em maio de 1994. "Durante aquele primeiro tratamento com Marilyn, senti que algo especial estava acontecendo comigo. Tive a impressão de que um peso estava sendo retirado do meu corpo." Amy imediatamente se sentiu tão repleta de energia, que não sabia o que fazer consigo mesma. "Certo dia me senti tão viva e cheia de energia que limpei todos os rodapés da casa".

De maio em diante, Amy recebia tratamento de Marilyn duas a três vezes por semana e de Gina uma vez por semana. Enquanto isso, ela aprendeu diversos exercícios de Jin Shin Jyutsu que podia aplicar diariamente para acelerar seu processo de cura; Amy os realizava diligentemente.

Foi o compromisso de Amy com as rotinas de auto-ajuda do Jin Shin Jyutsu, diz Gina, que a ajudou a reverter a situação. Em agosto de 1994, Amy submeteu-se a novos exames. Dessa vez, as coisas estavam totalmente diferentes. Os exames mostraram que sua função renal aumentara para 30 por cento. Seu médico ficou impressionado com a recuperação. "Se você chegar a 40 por cento, eu mesmo vou aprender Jin Shin Jyutsu", ele lhe disse.

A saúde de Amy continuou melhorando. Em agosto de 1995, outro exame revelou que a função renal estava em 43 por cento. Não é necessário dizer que ela ficou extasiada. Por fim, o entusiasmo de Amy levou-a a participar das aulas de Jin Shin Jyutsu para aprender a aplicá-lo em seus familiares. Ela resume sua experiência dizendo, "Em maio de 1994, quando parecia que um transplante renal ou a diálise seria inevitável, eu disse a uma amiga que acreditava que não morreria, e que eu teria um milagre. De certo modo, fui direcionada a essa prática. Se eu não tivesse recebido Jin Shin Jyutsu, hoje eu estaria em diálise, ou talvez até morta".

Como essas histórias mostram claramente, o Jin Shin Jyutsu dá condições para pessoas leigas ajudarem a si mesmas e a outras de modos aparentemente extraordinários. Ao escrever este livro, esperamos oferecer ao leitor uma oportunidade para que ele faça o mesmo. Assim, nós o escrevemos mais para o leitor em geral do que para o profissional experiente. Ambos, porém, podem utilizá-lo como referência.

O que segue, então, é uma visão geral dos conceitos e das práticas essenciais do Jin Shin Jyutsu, do modo como foram originalmente elaborados pelo mestre Jiro Murai. Até agora, quem quisesse obter essas informações teria de participar de um curso autorizado de Jin Shin Jyutsu ou então ler os escritos de Mary Burmeister. Com o objetivo de transmitir essas idéias ao público em geral, procuramos apresentá-las numa linguagem simples e inteligível. Para preservar o sabor dos ensinamentos originais de Mary, incluímos numerosas citações dos seus textos e palestras. Essas transcrições geralmente aparecem no início de cada seção.

Finalmente, queremos destacar que este livro não tem a intenção de ser um trabalho completo e definitivo sobre o Jin Shin Jyutsu. A natureza multifacetada e os vários níveis de compreensão desta arte de cura fazem com que tal empreendimento esteja muito além do propósito desta obra. Incentivamos entusiasticamente os que quiserem complementar o conteúdo aqui apresentado, freqüentando um curso autorizado de Jin Shin Jyutsu. Maiores informações podem ser obtidas junto ao consultório de Jin Shin Jyutsu, em Scottsdale (EUA) e em São Paulo (BR); o endereço e o telefone constam do Apêndice.

Para a maioria dos leitores, os conceitos e exercícios básicos que constituem o cerne deste livro serão mais do que suficientes. Eles oferecem um conjunto de instrumentos para equilibrar e manter a saúde física, emocional e mental. Você pode usá-los em combinação com a medicina convencional, para ajudar a si mesmo e a outras pessoas a facilitar o processo de cura. Ou você pode usá-los preventivamente, para manter a harmonia e o bem-estar. Finalmente, o Jin Shin Jyutsu o fará restabelecer o contato com um conhecimento de si mesmo e de sua habilidade inata, porém adormecida, de aperfeiçoar a qualidade de sua vida.

os fundamentos da arte

CAPÍTULO UM

Vivemos na era da informação. Os meios de comunicação transmitem eventos globais praticamente no instante em que eles ocorrem. A Internet nos põe em contato com dados especializados. Cada vez mais, esperamos que os avanços científicos e tecnológicos nos propiciem uma melhor compreensão de nós mesmos, trazendo consigo os segredos do bem-estar.

Uma estudante que queria conhecer a arte do Jin Shin Jyutsu participava da primeira aula.

Durante o intervalo, a aluna se apresentou à professora, Mary Burmeister, dizendo-lhe que se sentia um tanto amedrontada. "Creio que não sei nada sobre o Jin Shin Jyutsu".

Mary sorriu e disse, "Você já o conhece totalmente".

A crescente confiança que depositamos na informação externa vem aos poucos obscurecendo a consciência simples, inata, que faz parte da nossa natureza essencial. Inerentes a essa consciência estão todos os instrumentos que precisamos para realmente aprimorar nossa saúde e a qualidade de nossa vida.

A arte do Jin Shin Jyutsu nos permite desfrutar novamente dessa consciência. Além disso, ela nos ensina como utilizá-la para alcançar um maior bem-estar físico, mental e espiritual. Não se exige nenhuma técnica complicada nem qualquer esforço especial para aplicá-la. Suas sementes estiveram adormecidas dentro de nós durante milhares de anos. Para torná-las férteis novamente, basta apenas imbuirmo-nos do ensinamento de Platão de que "aprender é relembrar".

a vida em todas as coisas

Nos tempos primitivos, as pessoas não faziam distinção entre corpo, mente e espírito. Conseqüentemente, as práticas adotadas para cuidar do corpo promoviam naturalmente a integridade física, emocional e espiritual. Além disso, para elas, a saúde, ou "harmonia", dependia do equilíbrio de elementos aparentemente distintos.

O Jin Shin Jyutsu (pronuncia-se *jin chin jitsu*) nos ajuda a lembrar que cada um de nós dispõe dos instrumentos mais simples para produzir um equilíbrio harmonioso – a respiração e as mãos. Ele nos lembra que esses instrumentos são tudo o que precisamos para aumentar nossa vitalidade física e mental, a qual por sua vez nos ajuda a eliminar as causas básicas de doenças ou "desarmonias". Mais importante ainda, ele desperta novamente nossa consciência para a energia vital que impregna todo o universo. É essa consciência renovada que nos permite enviar essa energia vivificadora para as várias partes do corpo.

Muitas pessoas não estão familiarizadas com o conceito de energia vital, que permeia o universo e emana vida para todas as coisas. Quase todo o mundo ocidental considera a vida apenas um conjunto de certos processos químicos que possibilitam a utilização da energia, do metabolismo, do crescimento e da reprodução.

Esse conceito, transmitido pela ciência moderna, ressalta os aspectos biológicos da vida. Desse ponto de vista, a vida começa e termina com a biologia, ou seja, com a parte física da vida. Os praticantes de Jin Shin Jyutsu, porém – e na verdade, muitos povos de tradições consagradas pelo tempo em todo o mundo – se perguntam: O que aciona essas interações químicas? O que dá vida aos nossos órgãos e sistemas? Que força é essa que anima o corpo?

Na busca de respostas para essas perguntas, esses povos aprenderam a dirigir a atenção para a raiz da energia que dá vida ao corpo físico. Para eles, a vida está impregnada por uma única força viva que se manifesta em todo organismo individual – nas plantas, nos insetos, nos animais e nos seres humanos. Os antigos gregos se referiam a essa energia com o termo *pneuma*; os hindus a chamam de *prana*; os chineses a conhecem como *chi* (ou também *qi*) e os japoneses, como *ki*.

O reconhecimento de uma energia vital que anima todas as coisas vivas não é apenas uma crença filosófica, mas acima de tudo uma atitude prática com relação à vida e à cura. De fato, todos os sistemas de cura tradicionais – desde a medicina ayurvédica até os tratamentos grego e chinês – baseiam-se no princípio de que a cura do corpo depende do fortalecimento e da harmonização do fluxo interno da energia vital. Esse princípio fornece as bases para artes como a acupuntura e a acupressura e também para as ervas e os alimentos curativos da medicina chinesa.

Mary Burmeister, introdutora do Jin Shin Jyutsu no mundo ocidental há mais de quarenta anos, ilustra a importância da energia vital através de uma analogia muito simples: "O que aciona o motor do carro quando giramos a chave? A bateria. A bateria é a fonte de energia necessária para as várias funções do carro. Agora, o que faz o coração bater? O que torna a respiração possível? O que possibilita a digestão? A Bateria da Vida. É necessária uma fonte de energia para que o corpo funcione. Essa fonte é a Bateria da Vida."

Nossa saúde ou harmonia depende da distribuição livre e regular dessa energia vital através do corpo, da mente e do espírito. Quando a tensão e o estresse da vida diária bloqueiam o movimento da energia vital, nossa mente, corpo e espírito ficam afetados. Não apenas sucumbimos à preocupação, ao medo, à raiva, à tristeza e às dissimulações (para manter as aparências), mas também aumentamos nossa tendência a adoecer ou a "perder o equilíbrio".

Em palavras simples, o Jin Shin Jyutsu é um modo de equilibrar a energia vital. Ele nos mostra como usar seqüências simples de posições das mãos para restabelecer o equilíbrio emocional, para aliviar a dor e para tratar as causas de doenças agudas e também crônicas. Com toda a segurança, ele pode ser usado em conjunto com qualquer outra terapia ou medicamento. Além disso, seus benefícios são cumulativos, de modo que quanto mais o praticarmos, maior será nossa vitalidade e nosso autoconhecimento.

Podemos aplicar o Jin Shin Jyutsu em qualquer lugar e a qualquer momento. Seus métodos são tão fáceis e discretos que podemos aplicá-los em nós mesmos num ônibus lotado ou durante uma reunião difícil. A única coisa que as pessoas poderão notar – se o fizerem – será um comportamento mais equilibrado, uma aura de relaxamento e – se observarem com muita atenção – que estamos segurando um ou mais dedos.

a arte esquecida, recém-relembrada

O nome *Jin Shin Jyutsu* significa "A Arte do Criador através da pessoa de compaixão". A arte de cura que essas palavras representam baseia-se em nossa capacidade inata de harmonizar a nós mesmos. Há milhares de anos, os povos antigos usavam essa consciência para tratar a si mesmos e também outras pessoas. Mas com a sucessão das gerações, essa consciência foi se obscurecendo até ficar esquecida. No início do século XX, um sábio japonês chamado Jiro Murai resgatou o Jin Shin Jyutsu – levado pela necessidade.

Jiro Murai nasceu em Taiseimura (atualmente Cidade de Kaga), na Prefeitura de Ishikawa, em 1886, e era o segundo filho da família. O pai de Jiro era médico, como também o fora seu avô e muitos de seus ancestrais. Como o costume japonês ditava que o filho mais velho seguisse a profissão do pai, Jiro estava livre para escolher seu próprio caminho. Ele começou como criador do bicho-da-seda, mas era de natureza ousada e se excedia na comida e na bebida – a ponto de participar de torneios gastronômicos, em que era premiado com dinheiro por ingerir enormes quantidades de comida. Com 26 anos, ele já estava gravemente doente. Vários médicos o trataram, mas sua enfermidade só se agravava, até ser dada como incurável; os médicos desistiram de tratá-lo e o consideraram um doente terminal. Como último desejo, ele pediu aos familiares que o levassem numa maca até a montanha, que o deixassem sozinho, durante sete dias, na casa da família e retornassem no oitavo dia.

Ali, Murai jejuou, meditou e praticou várias posturas com seus dedos. Durante esse tempo, ele passou por períodos de consciência e de inconsciência. Seu corpo físico ficou mais frio. Mas no sétimo dia, ele sentiu como se tivesse sido tirado de uma tina congelada e jogado numa fornalha ardente. Quando essa sensação de calor intenso diminuiu, uma calma profunda e uma extraordinária paz interior tomaram conta dele. Para sua grande surpresa, estava curado. Ele então caiu de joelhos, agradeceu e prometeu dedicar sua vida ao estudo da cura.

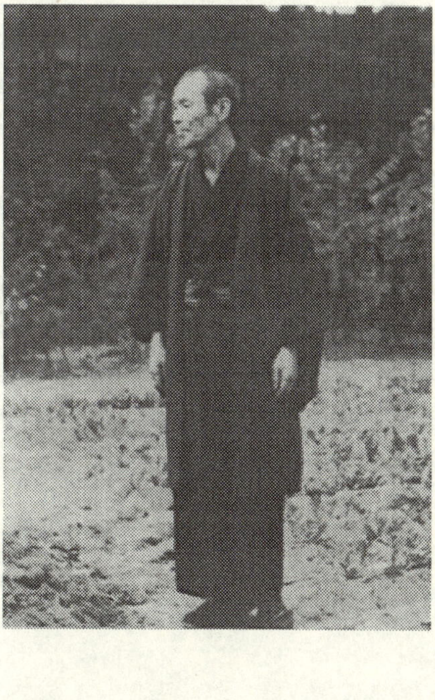

O empenho de Murai para compreender as causas da desarmonia era profundo. Gil Burmeister lembra-se dele como um homem obcecado pela busca do conhecimento: "Jiro fez suas pesquisas entre os mendigos, no Parque Wano, em Tóquio. Muitas pessoas viviam no parque. Jiro se dedicava a elas e estudava a enorme variedade de doenças que encontrava. Lembro que ele passou por um período de estudos de problemas referentes ao ouvido. Ele queria trabalhar com todas as pessoas que tivessem dor de ouvido. Compreendido esse distúrbio, ele passava para outro." As minuciosas e amplas pesquisas de Murai levaram-no à compreensão de uma arte de cura que ele chamou de Jin Shin Jyutsu.

À medida que Murai foi aprofundando sua compreensão da Arte, o significado do nome *Jin Shin Jyutsu* foi evoluindo. No início, essas palavras significavam "Arte da Felicidade"; mais tarde, elas passaram a significar "Arte da Longevidade". O sentido continuou evoluindo e passou a indicar "Arte da Benevolência" e por fim "Arte do Criador através da pessoa de compaixão".

Pelo que se sabe, Jiro Murai nunca saiu do Japão, mas ele queria que a prática do Jin Shin Jyutsu fosse conhecida em todo o mundo. Para que isso acontecesse, ele escolheu uma jovem nipo-americana chamada Mary Burmeister.

Nascida em Seattle, Washington, em 1918, Mary Iino (o nome de solteira de Mary) chegou ao Japão no fim da década de 1940 para trabalhar como tradutora e estudar diplomacia. Muito inteligente e estudiosa, na verdade erudita por natureza, Mary sonhava em freqüentar uma universidade japonesa. Além disso, ela queria a todo custo superar os preconceitos contra os nipo-americanos em Seattle, especialmente contra sua família e contra ela mesma. "Eu me sentia discriminada", lembra ela.

Mary pouco conhecia das artes de cura quando encontrou Jiro Murai na casa de um amigo comum. Murai se aproximou de Mary e lhe fez um convite que alteraria a vida dela: "Você gostaria de estudar comigo para levar um presente do Japão aos Estados Unidos?" Embora pega de surpresa, Mary se sentiu estranhamente aberta à sugestão. "Sim", foi a resposta que ela conseguiu dar.

Mary estudou com Murai durante os doze anos seguintes. Entretanto, pouco depois de começar os estudos, ela adoeceu. Suas dores atrozes e uma grande fraqueza obrigavam-na a ficar de cama. Sempre que os amigos a visitavam, eles saíam chorando, perguntando-se se voltariam a vê-la.

Durante mais de um mês, Murai tratou Mary três vezes por semana, viajando uma hora e meia de trem até a casa dela. Como Mary estava muito fraca, ele só a tratava de cinco a quinze minutos por vez. Certo dia, depois da sessão, Murai disse a Mary que ela estaria recuperada no dia seguinte. Ainda extenuada e dolorida, ela mal pôde acreditar. No dia seguinte, porém, ela acordou com nova disposição e percebeu que estava completamente curada.

Mary lembrou mais tarde como aquela doença alterou profundamente sua percepção. "Até então, eu jamais adoecera, nunca tivera mais do que uma dor de cabeça. Na verdade, quando as pessoas adoeciam, eu pensava comigo mesma, 'isso é fuga', um jeito de evitar responsabilidades." Depois dessa experiência, ela compreendeu que o sofrimento não é um blefe. Essa compreensão infundiu-lhe a compaixão necessária para dedicar sua vida a outras pessoas.

Nos quarenta anos seguintes, Mary nunca mais adoeceu. Em 1954, ela voltou para os Estados Unidos e se fixou em Los Angeles, mas começou a praticar Jin Shin Jyutsu ativamente só em 1963.

Mary superou as expectativas que Murai depositara nela. Desde a morte do mestre, em 1961, ela é a principal professora de Jin Shin Jyutsu do mundo e a síntese de tudo o que a Arte oferece. Vem praticando e ensinando o Jin Shin Jyutsu incansavelmente pelos Estados Unidos e Europa.

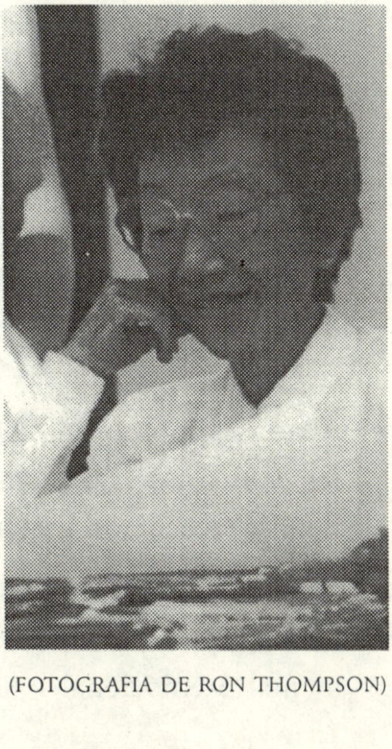

(FOTOGRAFIA DE RON THOMPSON)

Mary descreve a essência do Jin Shin Jyutsu com a frase "CONHECER (AJUDAR) A MIM MESMO". Como ela escreveu num de seus textos: "O Jin Shin Jyutsu desperta nossa consciência para o simples fato de que tudo o que precisamos para estar em harmonia e equilíbrio com o universo – física, emocional e espiritualmente – está dentro de nós mesmos. Através dessa consciência, a sensação de paz completa, de serenidade, de segurança e de unidade interior é evidente. Nenhuma pessoa, situação ou coisa pode tirar isso de nós."

os conceitos fundamentais

À guisa de introdução, veremos agora os conceitos básicos que constituem os fundamentos do Jin Shin Jyutsu. Podemos resumir esses conceitos do seguinte modo:

- Há uma energia vital que circula por todo o universo e no organismo de cada indivíduo.
- Essa energia vital universal se manifesta em vários níveis de densidade, denominados *profundidades*. Há nove profundidades. Na nona profundidade, a energia se expressa em sua forma infinita e indiferenciada. Em seu fluxo através das oito sucessivas profundidades, a energia vai se tornando progressivamente mais densa e aos poucos vai abrangendo todos os aspectos físicos, psicológicos e espirituais de nossa existência.
- A respiração é a expressão básica da energia vital. Ao expirar descarregamos o estresse acumulado e a energia estagnada. Quando inspiramos, recebemos a energia renovada e purificada em abundância.
- Quando a energia vital circula sem obstáculos dentro de nós, estamos em harmonia perfeita. As obstruções – que levam à desarmonia física, mental e emocional – são criadas pelas *atitudes*. Há cinco atitudes

básicas: preocupação, medo, raiva, tristeza e pretensão* (ocultar, esconder). Todas as atitudes têm origem no MEDO, ou no que Mary chama de Falsa Evidência de Aparência Real**.

- A energia vital circula pelo corpo através de diferentes caminhos, conhecidos como *fluxos*. Esses fluxos unificam e integram o corpo.
- A energia desce pela frente do corpo e sobe pelas costas, num movimento oval contínuo. Esse movimento cria uma relação complementar entre as partes superior e inferior do corpo e também entre as partes frontal e dorsal. Portanto, se o sintoma da desarmonia aparece acima da cintura, a causa está abaixo da cintura. Relação semelhante ocorre entre a parte da frente e a parte de trás do corpo.
- Há vinte e seis áreas específicas, chamadas *travas de segurança da energia*, em cada lado do corpo. Essas travas de segurança da energia funcionam como disjuntores para proteger o corpo quando o fluxo da energia vital fica bloqueado. Quando uma trava de segurança da energia desliga, ela manifesta um sintoma na parte correspondente do corpo. Esse sintoma é como um alarme que, também, indica a origem do desequilíbrio.
- Finalmente, há sempre uma harmonia latente em cada um de nós, mesmo quando padecemos de uma desarmonia ou doença que parecem prevalecer. Embora essas desarmonias pareçam assumir muitas formas diferentes, todas elas surgem da mesma causa básica – bloqueio da energia vital. Por esse motivo, as desarmonias resultantes são chamadas de *rótulos*. Grandes rótulos alarmantes, como câncer ou doenças cardíacas, indicam um grande bloqueio ou estagnação de energia. Rótulos menos assustadores, como uma simples indigestão

---

* Pretensão aqui tem o sentido de quando nos escondemos de nós mesmos e dos outros, por vergonha ou por baixa auto-estima, tentando ser algo que não somos para "manter as aparências". (N.C.)

** Em inglês MEDO = FEAR (N.C.)
*F*alse – Falsa
*E*vidence – Evidência
*A*ffear – Aparência
*R*eal – Real

ou um resfriado comum, surgem de bloqueios menores. Qualquer rótulo, seja do tamanho que for, pode ser tratado liberando-se a energia estagnada.

A noção de energia vital universal é essencial a todos os conceitos citados. O Jin Shin Jyutsu nos ensina que essa energia é algo mais que uma força abstrata, inacessível. Além disso, uma das principais formas para facilitar o fluxo dessa energia está mais disponível do que se pode imaginar – está implícita em cada respiração.

a porta de entrada para a harmonia

> Entramos neste mundo com uma expiração,
> para nos purificarmos e esvaziarmos para,
> então, podermos receber.
> Nós não "fazemos" uma respiração;
> nós "recebemos" uma respiração.

O primeiro instrumento para relaxar o corpo e remover os bloqueios da energia vital é a respiração. Tudo o que precisamos, a qualquer momento é expirar profundamente e deixar que o novo fôlego penetre em nosso ser naturalmente. Com cada expiração, liberamos o estresse acumulado, a tensão física e o MEDO. Uma expiração profunda nos esvazia, e podemos então receber mais plenamente a inspiração seguinte e sua energia revitalizadora. Agora a energia da vida pode fluir livremente através do nosso sistema. Podemos nos renovar e nos preencher de vida com a respiração – "a essência purificada da vida".

Se você expirar agora, poderá sentir a tensão que escorre dos ombros, do tronco e da pelve, ir descendo até chegar aos dedos dos pés. Você relaxa um pouco mais a cada respiração, harmonizando-se cada vez mais profundamente, à medida que a tensão deixa seu corpo. Receba cada respiração com consciência e gratidão.

A respiração é a base para a energia. A energia vital que nos envolve e que permeia o universo está sempre à nossa disposição sob a forma de respiração. Não há escassez de energia vital – ela é o recurso natural mais abundante. Assim, sempre temos o poder de transformar nossa vida e nosso mundo. O segredo para essa transformação está em simplesmente expirar e deixar que a energia da vida impregne totalmente nosso ser. Como diz Mary, "Quando sou a respiração, estou sempre renovada."

Mary se lembra de um homem que freqüentou um dos seminários conduzidos por ela. Terminado o seminário, ele repudiou tudo o que ela dissera. Pouco tempo depois, porém, ele participou de uma excursão ao Grand Canyon. Quando o grupo chegou ao leito do desfiladeiro, o homem teve um mal-estar súbito e não conseguiu mais caminhar. O guia mostrou-se inflexível: "Não temos paramédicos aqui, nem mulas, nem ninguém que possa carregá-lo. Você vai ter de se virar." Infelizmente, o homem não conseguia se mexer. O guia levou o grupo de volta ao topo, a fim de enviar alguém em busca de socorro. Enquanto esperava deitado, exausto e desesperado, o homem se lembrou das palavras de Mary: "*A respiração é o recurso decisivo. Entre na respiração. Expire e aceite o presente que o universo lhe dá em cada inspiração.*" E foi só isso que o homem fez: começou com uma expiração, foi respirando de modo natural e rítmico e recebendo a energia vital com cada inspiração. Milagrosamente, ele se sentiu mais forte. "Quase em seguida, ele alcançou o grupo e fez o percurso até o topo sem nenhuma ajuda", lembra Mary. Tempos depois, ele telefonou para Mary para agradecer o que ela lhe ensinara.

A respiração é o mais simples e o mais perfeito de todos os instrumentos que temos à nossa disposição. Ela pode ser usada em qualquer momento para aumentar e equilibrar a energia vital, para que possamos penetrar no reino de onde emanam a harmonia e a cura.

As trinta e seis respirações

Eis um exercício respiratório simples que devolve o equilíbrio a todas as funções do corpo:

Comece contanto as expirações. ("Um, expire, inspire. Dois, expire, inspire. Três, expire, inspire." E assim por diante.) Conte até completar trinta e seis respirações. Se perder a contagem, comece novamente. O exercício pode ser feito de uma só vez ou ao longo do dia, contando em quatro grupos de nove. Respire naturalmente. Com o tempo, sua respiração se tornará automaticamente mais profunda e rítmica.

as profundidades e as atitudes

CAPÍTULO DOIS

as mãos como cabos de recarregar bateria[1]

Nas últimas quatro décadas, Mary Burmeister atendeu uma média de dez pessoas por dia, seis dias por semana. Cada sessão tem normalmente a duração de uma hora. Embora muitas pessoas

Eu não faço nada. É a Energia Universal que faz tudo. Por isso, não posso atribuir-me nenhum mérito. Além disso, como não faço nada, também não me canso. Nesses anos todos em que tratei pessoas com doenças contagiosas, nunca fiquei doente pelo contato com elas.

— MARY BURMEISTER

---

(1) Cabos de Recarregar Bateria (*Jumper cables* ou *jump-leads*): Cabos com que se conectam as baterias de dois carros para dar partida ao carro com bateria fraca. Na linguagem mecânico-automobilística, os técnicos empregam expressões como "fazer chupeta", ligar, conectar. Ao longo do livro, usaremos principalmente 'conectar' e esporadicamente, ligar, ou palavras equivalentes. (N.T.)

viajem grandes distâncias para tratar-se, Mary não se considera a fonte da energia de cura. Ela acredita, sim, que todos temos a habilidade de canalizar a energia vital universal através do corpo usando as mãos. Basta pôr as mãos sobre a área apropriada para que a energia vital se desloque para outra parte do nosso corpo ou para o corpo de outra pessoa. A energia vital universal atravessa a roupa, o gesso, uma atadura ou um aparelho ortopédico. Nada disso consegue obstruir o fluxo da energia vital que passa das mãos de quem aplica a arte para quem a recebe.

Visualize as mãos como cabos de recarregar bateria. Simplesmente coloque as mãos sobre o local apropriado – não é necessária nenhuma força. Também não é preciso friccionar nem massagear. Ao explicar a aplicação dos cabos de recarregar bateria, Mary lembra aos alunos que o Jin Shin Jyutsu não é uma técnica, mas uma Arte. Uma técnica geralmente exige a memorização de regras específicas e uma aplicação "mecânica" exata. Uma arte, por outro lado, requer uma compreensão ampla e uma atitude flexível e criativa. Assim sendo, não há uma norma, um padrão para aplicação dos seus cabos de recarregar. O que lhe parecer mais natural, será o modo correto.

Veja alguns pontos importantes que devem ser observados sempre que você aplicar os cabos de recarregar em si mesmo ou em outra pessoa.

- Relaxe. Se você não conseguir relaxar, apenas seja você mesmo. Não é preciso tentar relaxar; com o tempo você será capaz de relaxar sem mesmo tentar.
- Você pode sentar, ficar de pé ou deitar – o que for mais agradável, conveniente e prático.
- Em cada etapa, simplesmente aplique as mãos durante alguns minutos, ou até sentir uma pulsação regular e rítmica.
- A conexão pode ser feita a qualquer hora do dia. É a aplicação diária das seqüências simples que produzirá resultados.

Fazer a conexão é algo muito simples, não exigindo nenhum esforço – podemos alcançar resultados extraordinários apenas segurando um dedo. Como veremos em breve, cada um dos nossos dedos é responsável pela harmonização de uma dimensão específica ou *profundidade* do nosso ser. A harmonização de cada uma dessas profundidades nos liberta das atitudes prejudiciais (como o medo ou a tristeza) que são as principais causas da estagnação da energia e da desarmonia.

profundidades e atitudes

> A matéria é o nível mais
> baixo do espírito;
> o espírito é o grau mais
> elevado da matéria.

A imensa abrangência do Jin Shin Jyutsu se evidencia principalmente através do conceito das *profundidades*. As profundidades são um instrumento de cura prático e ao mesmo tempo um meio para compreendermos como viemos à existência e como nos mantemos unidos à fonte da vida.

Podemos entender as profundidades como dimensões de ser, cada uma sendo responsável por um conjunto específico de funções no corpo, na mente e no espírito. Essas dimensões interagem entre si e são interdependentes. Além disso, cada dimensão serve de base direta para a seguinte. As profundidades revelam assim a ordem implícita da vida e nos possibilitam compreender a intenção que está por trás de cada dimensão do nosso ser.

As profundidades também descrevem o processo pelo qual a energia adquire forma, o espírito se transforma em matéria e como cada etapa na criação se constrói sobre a etapa precedente. Embora definamos cada profundidade como um estágio da criação, devemos lembrar que nunca nos separamos de nenhum estágio, de modo que mesmo as formas mais difusas de energia pura se mantêm unificadas com o corpo físico. Cada profundidade interage com as demais para sustentar e integrar a experiência humana. Em resumo, o inter-relacionamento das profundidades revela a ligação entre a realidade física e a não-física, entre o pensamento e a substância e entre o universo e o indivíduo.

Vamos nos deter por um minuto e imaginar que nossa origem é uma fonte infinita de energia. Na verdade, é precisamente assim que a ciência moderna teoriza sobre o modo como viemos à existência. De uma perspectiva científica e cosmológica, o universo começou com o assim chamado Big Bang, uma gigantesca explosão de energia que criou toda a matéria existente. Antes do Big Bang, o universo existia como energia ilimitada e indiferenciada. No seio dessa energia ilimitada estavam as sementes para possibilidades infinitas de criação. Essa energia ainda existe e é conhecida no Jin Shin Jyutsu como a *nona profundidade.* Cada um de nós ainda está unido à nona profundidade; cada um de nós ainda está conectado, por assim dizer, com esse potencial original de energia pura.

O processo pelo qual essa energia universal se individualiza e se torna manifesta recebe o nome de *condensação.* Ao condensar, a energia vital passa por vários estágios de contração para, então, aparecer como matéria. Esse processo de contração começa na *oitava profundidade.* Freqüentemente, a oitava profundidade é chamada de *ponto.* Esse nome transmite a imagem de um ponto em que a vasta e ilimitada energia da nona profundidade começa a se concentrar – a fonte incognoscível de todas as fontes.

Na *sétima profundidade*, a energia vital se condensa na "luz do Criador". Essa profundidade nos provê a centelha de vida que anima o corpo físico. A imagem que melhor oferece um vislumbre da sétima profundidade é o afresco pintado por Michelangelo no teto da Capela Sistina em que a mão de Adão procura tocar a mão de Deus. Entre os dedos de Adão e o de Deus há um pequeno espaço, uma sinapse, que a centelha de vida transpõe para trazer vida à carne. A sétima profundidade está também associada ao sol e à luz.

Da sexta à primeira profundidade, a energia vital se adensa em vários aspectos da forma humana. Em si, cada uma dessas profundidades abrange todas as funções espirituais, físicas e psicológicas de nossa experiência humana. No plano físico, por exemplo, cada profundidade é responsável pela criação e manutenção de um conjunto específico de funções orgânicas.

Cada uma dessas seis profundidades também tem correspondência com uma *atitude* específica. No Jin Shin Jyutsu, o termo *atitude* se refere a uma reação emocional constante, como medo ou raiva freqüente. A natureza inflexível, obstinada, das atitudes é a principal causa da desarmonia. Conseqüentemente, quando uma atitude determinada se torna predominante, a profundidade a ela relacionada entra em desequilíbrio. Esse desequilíbrio, naturalmente, pode afetar negativamente a função específica do órgão que é governado por aquela profundidade.

Felizmente para nós, o inverso também é verdadeiro: quando equilibramos uma profundidade, livramo-nos também do fardo da atitude que lhe é associada, que pode, por sua vez, corrigir qualquer desarmonia que possa estar afetando o órgão com ela relacionado. Como as seis primeiras profundidades podem ser reguladas por uma área específica em nossa mão, equilibrar uma profundidade é simplesmente fazer a conexão com um de nossos dedos ou com a palma da mão.

O que segue é um exame mais aprofundado das seis profundidades restantes. Nossa análise convergirá principalmente para os órgãos e atitudes específicos de cada profundidade. Entretanto, como as profundidades também se relacionam com os elementos que compõem a terra e os céus, elas também comportam diversas outras correspondências. Assim, cada uma das seis primeiras profundidades está associada a uma cor, um planeta, um elemento e uma estação específicos. O diagrama de cada profundidade ilustra toda a variedade de associações não incluídas em nosso estudo.

Ao reportar-se a esses diagramas, lembre-se de que cada associação pode apontar-nos as necessidades numa profundidade determinada. Uma aversão ou atração extremas por uma cor específica, uma tendência a cansar-se num dia determinado da semana, uma forte preferência ou rejeição por um certo sabor, tudo isso chama a atenção para um desequilíbrio da profundidade em questão. Por exemplo, ter sempre um desejo incontrolável por coisas doces está associado a um desequilíbrio da primeira profundidade.

a sexta profundidade

Este é o princípio de diferenciação mais elevado no homem e é sua consciência una e incondicional.

A sexta profundidade é a transição entre o universo "impessoal" e nossa experiência humana "pessoal". (Ver Figura 2.1.) Conseqüentemente, ela é a fonte de nossa energia vital pessoal. Essa fonte alimenta todos os nossos órgãos e todas as formas de energia materializáveis presentes em nós. Ela sustenta as funções do diafragma e do umbigo e traz vitalidade para todo o nosso ser. Por isso, a sexta profundidade é freqüentemente chamada de "harmonizador total", visto que ela harmoniza nosso corpo, mente e espírito mutuamente e com o universo.

6ª profundidade

HARMONIZADOR TOTAL

função	fonte de vida
órgão	diafragma, umbigo
atitude	desânimo total
dedo	centro da palma
elemento	fogo primordial
planeta	lua
signo astrológico	sagitário, capricórnio
estação	todas
dia da semana	segunda-feira
cor	vermelho-rubi luminoso
maior estresse	dormir
nota musical	ré

sabor	todos
odor	todos
trava de segurança da energia	0-26

FIGURA 2.1

Quando este harmonizador total fica desequilibrado, o resultado é o desânimo completo. No plano físico, a desarmonia pode ocorrer nas funções dos órgãos do diafragma e do umbigo. Quando a sexta profundidade está em equilíbrio, sentimos uma sensação de paz profunda e de unidade com o universo. A harmonia flui para os órgãos com ela relacionados.

Para equilibrar a sexta profundidade, toque o centro da palma da mão. (Ver Figura 2.2.) Lembre-se: não há um modo definido para fazer a conexão. Um dos métodos mais antigos para conectar a sexta profundidade é juntar as palmas das mãos, em oração. Os antigos sabiam que este não era apenas um gesto simbólico, mas uma maneira prática e concreta de alcançar a harmonia com o universo.

Na sexta profundidade, a energia vital universal se condensou para tornar-se o "desenho" que orienta a construção de nossa forma manifesta. Esta vai de nossa superfície mais externa, governada pela primeira profundidade, até nosso núcleo físico mais íntimo, regido pela quinta profundidade. Examinaremos agora cada uma dessas profundidades nessa ordem.

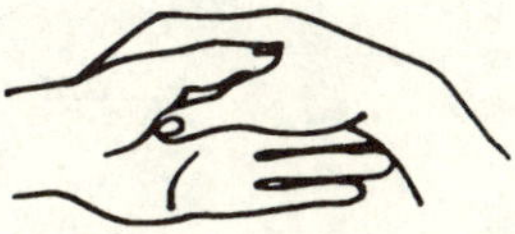

FIGURA 2.2

a primeira profundidade

A sustentação da forma material.

A primeira profundidade é responsável por receber e processar a alimentação. (Ver Figura 2.3.) Ela torna possível nossa nutrição a partir de fontes externas e internas. A primeira profundidade então nos ajuda a digerir esses nutrientes, que variam desde o alimento que ingerimos até os pensamentos que abrigamos.

1ª profundidade

SUSTENTAÇÃO

função	superfície da pele
órgão	baço, estômago
atitude	preocupação
dedo	polegar
elemento	terra
planeta	saturno
signo astrológico	câncer, gêmeos
estação	período mais quente do verão
dia da semana	sábado
cor	amarelo
maior estresse	sentar
nota musical	sol
sabor	doce
odor	aromático
trava de segurança da energia	1-4

FIGURA 2.3

Muito apropriadamente, os órgãos relacionados com a primeira profundidade são o baço e o estômago. Esses órgãos são expressões diretas desta função. O estômago, naturalmente, ajuda-nos a digerir o alimento. O baço é a fonte da "energia solar" do corpo, a qual tem a função de energizar todos os demais órgãos. A primeira profundidade também cria a superfície da nossa pele, a qual, através de sua enorme rede porosa, recebe os nutrientes que entram em contato com ela. Ela é também o meio pelo qual percebemos o toque e o carinho das outras pessoas.

Quando a primeira profundidade está em harmonia, sentimo-nos seguros em nossa capacidade de aceitar aquilo que nos alimenta. O sentimento oposto é a preocupação, a atitude relacionada com o desequilíbrio da primeira profundidade.

Para equilibrar a primeira profundidade, conecte um dos polegares. (Ver Figura 2.4.)

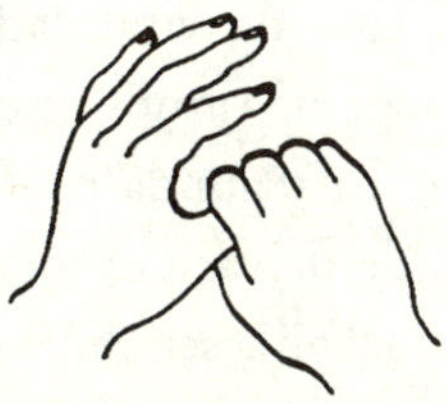

FIGURA 2.4

"Enquanto Mary me tratava com Jin Shin Jyutsu, fiz um comentário sobre uma sensação estranha de ardência que descia pelos braços e chegava às mãos. Eu queria saber qual poderia ser a causa. Em resposta à minha pergunta, Mary levantou minhas mãos e me pediu para olhar meus dedos polegares. Ela chamou minha atenção para as articulações, mostrando-me como estavam arqueadas. 'Este é o sinal de uma pessoa que se preocupa muito', disse. Mary continuou conectando meus polegares. Em poucos minutos, ela me pediu novamente para observá-los. Dessa vez, para minha surpresa, eles estavam retos!
(E assim permaneceram durante esses doze anos.)

Naquela noite, ao voltar para o hotel, fiquei pensando sobre todas as coisas que normalmente me deixariam preocupada. De algum modo, porém, consegui manter-me calma e relaxada enquanto pensava sobre essas coisas.

Desde que passei por essa experiência, aprendi o valor de ficar com os polegares em ordem. Quando percebo que começo a me preocupar (o que ocorre mais raramente), seguro os polegares. Ainda me surpreendo com sua grande eficácia para me relaxar."

a segunda profundidade

Ritmo e harmonia.

A segunda profundidade dá vitalidade e energia ao corpo. (Ver Figura 2.5.) Ela também rege os ritmos essenciais da vida – nossa porta de saída e entrada. Quando a segunda profundidade está harmonizada, temos melhores condições de deixar sair e de receber energia num ritmo calmo e regular. Por essa razão, a segunda profundidade também é denominada "a pequena respiração da vida".

2ª profundidade

RITMOS ESSENCIAIS DA VIDA

função	pele profunda
órgão	pulmões, intestino grosso
atitude	tristeza
dedo	anular
elemento	ar (metal)
planeta	vênus (urano)
signo astrológico	áries, touro
estação	outono
dia da semana	sexta-feira
cor	branco
maior estresse	deitar
nota musical	mi
sabor	picante
odor	de fruta madura
trava de segurança da energia	5-15

FIGURA 2.5

Não é surpresa: a segunda profundidade harmoniza o sistema respiratório do corpo. Os órgãos que se relacionam com ela são os pulmões e o intestino grosso. É nela também que a energia vital cria o que se chama de "pele profunda", a rede de tecido que está debaixo da pele e que também recobre os principais órgãos do corpo.

Quando a tristeza nos oprime, a segunda profundidade está desequilibrada. A tristeza, naturalmente, nasce da desorganização dos nossos ritmos emocionais naturais. Quando ficamos tristes, diminuímos nossa capacidade de nos soltarmos. Ficamos presos, aferrando-nos a algo que não podemos ter. Quando equilibramos a segunda profundidade, soltamos o velho e nos tornamos receptivos ao novo, tanto no plano emocional como no físico (função dos pulmões e do intestino grosso).

Para equilibrar a segunda profundidade, conecte o dedo anular. (Ver Figura 2.6.)

"Fazia vinte anos que minha amiga sofria de asma. Eu mostrei a ela como segurar o dedo anular para fortalecer suas funções respiratórias. Seguindo minhas orientações, ela conseguiu respirar mais livremente e me pediu para fazer-lhe algumas aplicações de Jin Shin Jyutsu. Concentrei-me em equilibrar a sua segunda profundidade. Depois de três sessões, ela se sentiu uma nova pessoa. Desde que recebeu o Jin Shin Jyutsu, minha amiga não precisou mais de nenhuma medicação nem de inalações. Além disso, ela pôde, pela primeira vez, sentir os pulmões mais limpos."

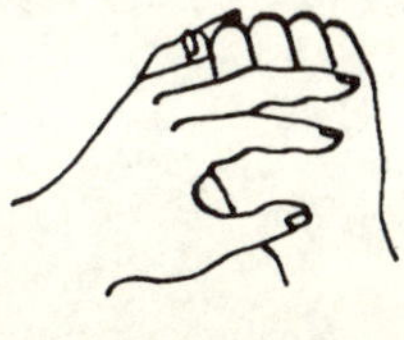

FIGURA 2.6

a terceira profundidade

A chave para harmonizar os elementos.

Como a sexta profundidade, a terceira também é um harmonizador. A diferença entre elas está em que a sexta profundidade rege nossa harmonia com o universo, enquanto a terceira regula a harmonia interior do corpo. (Ver Figura 2.7.) A terceira profundidade mantém a proporção correta entre todos os elementos individuais do corpo. Além disso, ela harmoniza as nossas diversas emoções. Quando isso acontece, podemos ver a vida com um olhar mais compassivo.

3ª profundidade

HARMONIZADOR DE TODOS OS ELEMENTOS

função	essência do sangue
órgão	fígado, vesícula biliar
atitude	raiva
dedo	médio
elemento	ki, "chave" (madeira)
planeta	júpiter
signo astrológico	peixes, aquário
estação	primavera
dia da semana	quinta-feira
cor	verde
maior estresse	ler
nota musical	dó
sabor	azedo
odor	rançoso
trava de segurança da energia	16-22

FIGURA 2.7

A terceira profundidade supervisiona as funções do fígado e da vesícula biliar. Nela, a essência vital cria a "essência do sangue". Apropriadamente, para o Jin Shin Jyutsu o sangue é uma força harmonizadora, pois é ele que distribui os vários nutrientes às diferentes partes do corpo.

A atitude associada à terceira profundidade é a *raiva*. O Jin Shin Jyutsu vê a raiva como uma força que pode separar a alma do corpo, porque ela cria na pessoa uma energia muito intensa e desestabilizadora. Quando equilibramos a terceira profundidade, aumentamos nossa capacidade de compaixão e restabelecemos a harmonia das funções do fígado e da vesícula biliar.

Para equilibrar a terceira profundidade, simplesmente conecte um dos dedos médios. (Ver Figura 2.8.)

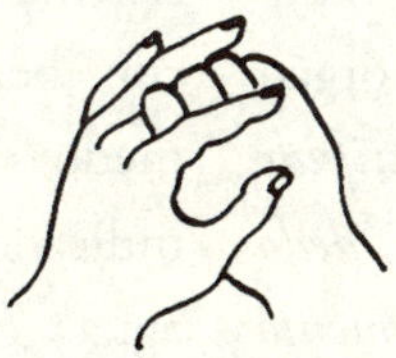

FIGURA 2.8

"Meu marido voltou do trabalho extremamente frustrado. Tudo de errado que podia acontecer naquele dia, aconteceu. Logo ao chegar ele passou a me falar dos muitos aborrecimentos que teve de suportar.

Como meu marido tinha um certo conhecimento do Jin Shin Jyutsu, sugeri que ele segurasse o dedo médio enquanto falava comigo. Em poucos minutos sua atitude mudou. Ele começou a rir enquanto me dizia, 'Não posso falar sobre essas coisas agora – elas não me aborrecem mais!'"

a quarta profundidade

O líquido da vida.

A quarta profundidade representa "fluxo", ou fluidez de movimento. (Ver Figura 2.9.) Ela nos dá condições de superar o impacto negativo da estagnação física, emocional e mental.

4ª profundidade

FLUXO

função	sistema muscular
órgão	rim, bexiga
atitude	medo
dedo	indicador
elemento	água
planeta	mercúrio (netuno, plutão)
signo astrológico	escorpião, libra
estação	inverno
dia da semana	quarta-feira
cor	azul, preto
maior estresse	ficar de pé
nota musical	fá
sabor	salgado
odor	pútrido
trava de segurança da energia	23

FIGURA 2.9

Como a fluidez e o movimento são fundamentais à quarta profundidade é apropriado que ela seja responsável pela criação do sistema muscular. Ela também rege os órgãos que regulam o movimento da água através do corpo, especificamente, os rins e a bexiga. O Jin Shin Jyutsu, como várias outras artes de cura antigas, acredita que os rins também cumprem a grande função de armazenar e de distribuir a energia vital para todo o corpo.

A conseqüência do desequilíbrio da quarta profundidade é a atitude do medo. O Jin Shin Jyutsu define o medo como Falsa Evidência de Aparência Real. O medo é a origem de todas as outras atitudes. Além disso, ele é uma força paralisadora que impede os princípios do movimento natural da quarta profundidade; ele diminui a circulação dos fluidos corporais. Isso não será surpresa se nos lembrarmos que a circulação dos fluidos é governada pelos órgãos da quarta profundidade, os rins e a bexiga. Equilibrando a quarta profundidade, restabelecemos a fluidez da circulação e nos livramos do medo.

Para equilibrar a quarta profundidade, conecte um dos dedos indicadores. (Ver Figura 2.10.)

"Eu tinha uma viagem de negócios programada e estava com muito medo. Comecei a sentir dores cada vez mais fortes no lado esquerdo da região lombar, que me perguntava se seria possível viajar. Consultei um quiroprata, mas o tratamento surtiu pouco efeito. Entrei no avião com as costas ainda doendo muito. Depois de sentar-me e acomodar-me, as palavras de Mary me chegaram altas e claras – 'É tudo muito simples – quando vocês tiverem dores nas costas, simplesmente segurem o dedo indicador.' Depois de seguir essa orientação por alguns minutos, senti meus medos se dissiparem e, para minha surpresa, também as dores nas costas. Durante toda a semana da viagem, não senti mais nenhuma dor – e isso me lembrou a simplicidade da Arte do Jin Shin Jyutsu".

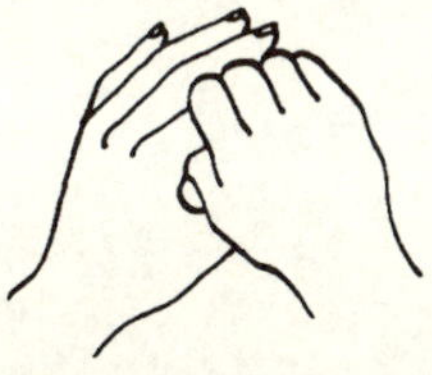

FIGURA 2.10

a quinta profundidade

Saber, ao invés de
só pensar.

A quinta profundidade é a fonte do nosso conhecimento intuitivo. (Ver Figura 2.11.) Quando a quinta profundidade está equilibrada, somos capazes de receber inspiração diretamente do universo. Aqui, a energia vital em adensamento cria nosso sistema esquelético. As funções de órgãos sustentadas pela quinta profundidade são as do coração e intestino delgado. O coração, de fato, nos dá uma excelente compreensão da essência da quinta profundidade, pois quando ele está aberto, nós confiamos na inspiração do universo e, assim, nos tornamos receptivos a ela.

5ª profundidade

CONHECIMENTO INTUITIVO

função	sistema esquelético
órgão	coração, intestino delgado
atitude	tentar, pretensão
dedo	mínimo
elemento	fogo
planeta	marte
signo astrológico	leão, virgem
estação	verão
dia da semana	terça-feira
cor	vermelho
maior estresse	caminhar
nota musical	lá
sabor	amargo
odor	queimado
trava de segurança da energia	24-26

FIGURA 2.11

A atitude associada com a quinta profundidade é a pretensão. O Jin Shin Jyutsu se refere à pretensão como "tentar". Para prevenir o desequilíbrio da quinta profundidade, o Jin Shin Jyutsu nos orienta a evitar as seguintes armadilhas diárias, muito comuns:

- Não julgar nem ser julgado. Quando julgamos, presumimos que conhecemos uma situação em sua totalidade, o que é impossível. Além disso, os julgamentos supõem que a pessoa que se encontra numa determinada situação sempre poderia ter evitado essa situação; mas essa suposição é irreal. Toda ação praticada por alguém representa uma consciência num estágio específico de desenvolvimento.
- Não comparar nem competir. Todas as comparações são falsas. Cada pessoa e situação são únicas e por isso não podem ser comparadas com nada mais. Todas as comparações e todas as formas de competição se baseiam essencialmente na ilusão.
- Não rotular nem ser rotulado. Rotular é limitar. Ser rotulado por outra pessoa compromete nossa condição de vida. Quando rotulamos uma situação ou doença com nosso próprio diagnóstico, damos credibilidade e atenção à desarmonia, em detrimento da harmonia.
- Não perguntar por quê. Toda maturidade e desenvolvimento é um processo orgânico, um desdobramento ordenado. A resposta sempre surge no momento em que a compreensão nos é necessária.

Os desequilíbrios da quinta profundidade aparecem no corpo sob a forma de desarmonias das funções do coração e do intestino delgado. Quando equilibramos a quinta profundidade, harmonizamos a causa dessas desarmonias físicas e vamos além da atitude "tentar".

Para equilibrar a quinta profundidade, conecte o dedo mínimo. (Ver Figura 2.12.) Você pode segurar o dedo mínino de qualquer mão, da forma que lhe for mais cômoda.

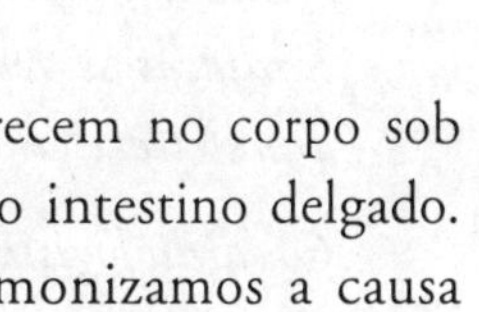

FIGURA 2.12

"No início da década de 1980, um clínico geral ficou muito preocupado com o que ouviu ao

estetoscópio e me encaminhou a um cardiologista. O diagnóstico de sopro cardíaco que eu tivera na infância foi assim diagnosticado como insuficiência da válvula aórtica.

Desde então, anualmente, tenho me submetido a um ecocardiograma, o qual mostra sistematicamente um aumento crítico das medidas cardíacas. A princípio, o cardiologista informou-me que estatisticamente havia uma probabilidade de eu precisar submeter-me a uma cirurgia para substituição da válvula em algum momento da minha vida. Baseado nas indicações da ecocardiografia e numa cateterização cardíaca no outono de 1994, o prognóstico passou a ser 'quando', e não 'se' a cirurgia de substituição ocorreria.

Conheci o Jin Shin Jyutsu em dezembro de 1994. Desde então, venho recebendo tratamento a intervalos de uma ou duas semanas. Também pratico diligentemente exercícios de 'auto-ajuda' todos os dias: *dedico cinco minutos completos a cada sessão de auto-ajuda, segurando o dedo mínimo, que trata especificamente a função cardíaca.*

Quando fiz o ecocardiograma no outono de 1995, os resultados indicaram uma diminuição *nas medições, as quais se igualaram aos resultados de três anos antes em algumas medidas-chave. Essa foi a primeira vez que as dimensões cardíacas se reduziram desde que comecei o ecocardiograma anual treze anos atrás.*

O cardiologista disse não ter explicação para esses resultados. Eu tenho".

Como acabamos de ver, simplesmente segurar um dedo pode ser um instrumento eficaz para harmonizar as funções dos órgãos e para neutralizar a influência negativa das atitudes. Quando o utilizamos em combinação com o exercício de respiração apresentado no fim do Capítulo 1, energizamos muito nossa capacidade de nos livrarmos até mesmo das atitudes que estão mais persistentemente arraigadas. Lembre-se, nada é mais básico do que respirar quando o objetivo é liberar atitudes e restaurar a harmonia da mente, do corpo e do espírito.

A respiração é também essencial para fazer a energia vital fluir num padrão específico. Com cada expiração, a energia desce pela frente do corpo; com cada inspiração subseqüente, ela sobe pelas costas. Como veremos no próximo capítulo, este padrão específico de movimento é o mais elementar de todos os fluxos de energia do corpo. Quando relaxamos, expiramos e recebemos a respiração, conservamos essa importante rota energética livre de obstruções.

os fluxos da trindade

CAPÍTULO TRÊS

Os exercícios de respiração e de aplicação do cabo de recarregar bateria (ou conexão) apresentados nos dois primeiros capítulos são instrumentos permanentes muito eficazes para alcançar e manter a harmonia. Todas as funções físicas, psicológicas espirituais de nossa existência podem ser reguladas pela respiração e pelos dedos. De fato, as pesquisas de

Jiro Murai revelaram que cada dedo tem influência sobre 14.400 funções do corpo!

Num certo sentido, isso é tudo o que precisamos saber para lidar com qualquer desarmonia que possa acontecer dentro de nós. Embora o Jin Shin Jyutsu contenha muitos outros conceitos e práticas que ainda aprenderemos, eles não necessariamente nos capacitam a "fazer mais". Entretanto, quando expandimos nossa consciência a respeito do Jin Shin Jyutsu, temos um aumento correspondente de nossa consciência em relação a nós mesmos. Nossa sintonia fina para perceber as causas da desarmonia fica mais apurada. Além disso, alguns exercícios mais específicos são especialmente benéficos para nossas necessidades pessoais. Como muitas dessas seqüências agem diretamente sobre os fluxos do corpo, faremos agora uma análise em maior profundidade deste conceito tão importante.

o que é um fluxo?

Durante suas pesquisas, Jiro Murai observou que o corpo é percorrido por circuitos de energia ou padrões de fluxo. Esses *fluxos* integram e unificam todas as partes aparentemente desconexas do nosso corpo.

Para melhor compreender este conceito, imagine a energia como água. Na atmosfera, a água geralmente é difusa, assumindo a forma de vapor. Quando o vapor se condensa, ele se transforma em chuva e cai na terra. Como já vimos, esse processo não difere do modo como a energia se adensa ao longo das profundidades.

Quando a chuva chega à terra, ela desce das montanhas e das colinas para os vales, canalizando-se em rios. Podemos chamar de ancestrais aos rios maiores e mais volumosos, por terem percorrido o mesmo leito durante milhares de anos. No fim, esses rios ancestrais se ramificam.

Esses rios fazem mais do que apenas fluir indefinidamente, sem um objetivo. Quando correm com facilidade e abundância, eles distribuem água vitalizadora e nutrientes que geram vida no fundo do rio e nas suas margens, fertilizando toda a redondeza. Por outro lado, quando seu fluxo é demasiadamente restrito e turbulento, eles deixam de alimentar as margens.

Os fluxos de energia do nosso corpo atuam de modo semelhante. Quando a energia circula com facilidade e abundância, o corpo, a mente e o espírito recebem alimento. Mas quando o fluxo fica bloqueado, comprimido ou estagnado, a conseqüência é a desarmonia.

No Jin Shin Jyutsu, há três fluxos harmonizadores principais, coletivamente denominados *a Trindade*: o Fluxo Central Principal e os Fluxos Supervisores (direito e esquerdo). Os Fluxos da Trindade são como os rios ancestrais do corpo, sendo o mais importante o Fluxo Central Principal.

o central principal: a fonte da vida

> A raiz sem raízes de tudo,
> oval, oniabrangente.

Na seção anterior, comparamos o Fluxo Central Principal com um volumoso rio ancestral. O Central Principal também pode ser comparado com uma antena muito sensível e potente que nos conecta diretamente com a fonte universal de energia. Essa conexão, lembramos, ocorre na sexta profundidade, onde a energia vital universal começa a formar a fonte de nossa energia vital pessoal. Dessa fonte, a energia da vida flui num circuito oval, descendo pela face, garganta, esterno, região abdominal e osso púbico, e daí subindo pela coluna e pelo topo da cabeça, começando então um novo ciclo.

Como a sexta profundidade é o harmonizador total, assim o Central Principal é o fluxo de energia harmonizador mais importante do corpo. Ele preserva nossa conexão com o Criador e por isso nos mantém em ritmo e harmonia com a fonte da vida.

Devido à sua conexão direta com a fonte original, o Fluxo Central Principal é a fonte de energia primordial do corpo. Ele nos recarrega e revitaliza os demais fluxos do corpo. Sempre que a energia entra em desequilíbrio num lado ou outro, o Central Principal pode harmonizá-la e reequilibrá-la.

No final do Capítulo 2, vimos que, regulando nossa respiração, dirigimos o fluxo do Central Principal. Vejamos alguma coisa mais sobre a respiração. Ao expirar, imagine a energia descendo pelo centro da parte da frente do corpo. Ao inspirar, visualize-a subindo pela parte central das costas. Imagine esse ciclo por uns momentos. Imagine a energia movendo-se num círculo constante e ininterrupto enquanto você respira. Sem dúvida, é exatamente assim que a energia circula quando você respira. O que você acabou de visualizar é o trajeto do Fluxo Central Principal.

O trajeto do Central Principal revela dois importantes conceitos do Jin Shin Jyutsu, que são, respectivamente, as funções da energia descendente e da energia ascendente.

A energia descendente desce pela frente do corpo. Ela ajuda a liberar bloqueios que ocorrem acima da linha da cintura. Manter a energia descendente fluindo é, portanto, útil para prevenir dores de cabeça ou dificuldades respiratórias.

Inversamente, a energia ascendente, que sobe pela parte posterior do corpo, é responsável pela eliminação de tensões abaixo da linha da cintura. Tornozelos inchados, quadris rígidos e joanetes são exemplos das necessidades de energia ascendente.

Projeto 1: Harmonização com a Fonte da Vida

Às vezes certas áreas ao longo do Fluxo Central Principal ficam bloqueadas ou presas. Quando isso acontece, você pode remover esses bloqueios facilmente conectando várias áreas-chave ao longo do seu trajeto. A seqüência a seguir mostra como eliminar esses bloqueios e manter esse importantíssimo "rio" energético fluindo livremente.

Essas seqüências são chamadas de *projetos* porque projetos são soluções criativas aos problemas da vida. Os problemas são limitados; os projetos são ilimitados e podem ser divertidos. O que apresentamos é um projeto que harmoniza o fluxo mais importante do corpo, o Central Principal, e o reconduz ao ritmo com a harmonia universal.

Lembre-se: ao usar essa seqüência para si mesmo ou para outra pessoa, não se preocupe com a técnica. Apenas toque a área indicada durante alguns minutos ou até sentir uma pulsação rítmica. (Ver Figura 3.1.)

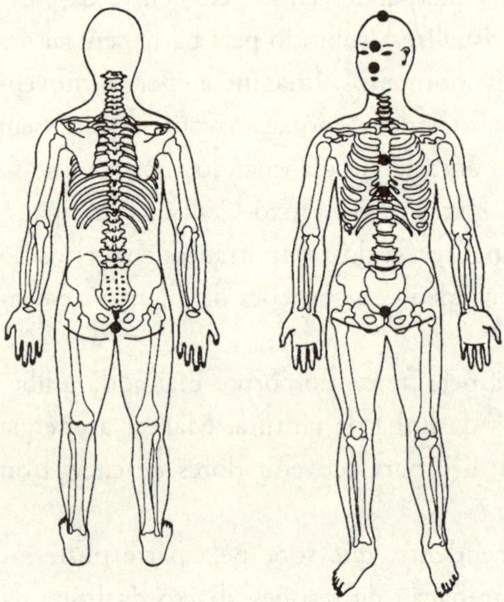

FIGURA 3.1

1. Coloque a palma (ou os dedos ou a ponta dos dedos) da mão direita no topo da cabeça, mantendo-a aí durante todo o exercício (até o Passo 7, quando você a deslocará para a base da coluna).
2. Coloque um dedo ou dedos da mão esquerda entre as sobrancelhas. Isso revitalizará a circulação da energia nas camadas profundas do corpo (energia profunda no corpo), melhorará a memória e dissipará o estresse mental e a senilidade.
3. Coloque a mão esquerda na ponta do nariz, para revitalizar as funções reprodutoras e a circulação da energia superficial do corpo.
4. Coloque a ponta dos dedos da mão esquerda sobre o esterno, revitalizando os pulmões, a respiração, a cintura pélvica e os quadris. (Lembre-se: a mão direita continua no topo da cabeça.)

5. Coloque a ponta dos dedos da mão esquerda na base do esterno, logo acima do plexo solar. Isso revitalizará a energia da Fonte da Vida, tanto ascendente quanto descendente.
6. Coloque a ponta dos dedos da mão esquerda na parte superior do osso púbico. Essa posição tem por objetivo revitalizar a energia da Fonte da Vida descendente e fortalecer a coluna.
7. Continue com a mão esquerda sobre a parte superior do osso púbico. Desloque a mão direita do topo da cabeça para a base da coluna, na região do cóccix. (Você pode tocar esse ponto com os dedos, com a palma ou com o dorso da mão direita, o que lhe for mais cômodo.) Essa última posição das mãos revitaliza a energia da Fonte da Vida ascendente e ajuda a circulação das pernas e dos pés.

"Por muitos anos, meu marido, médico, sofreu com dores recorrentes nas costas, as quais ele sempre tratara através da quiroprática e de vários métodos de massagem. Por fim, no verão passado, sua região lombar se rebelou totalmente e o resultado foi o deslocamento do disco da quarta vértebra lombar. Durante várias semanas ele teve muitas dores e medo: medo de dores lancinantes, medo de precisar submeter-se a uma cirurgia. Eu o tratei esporadicamente durante algumas semanas, quando dispunha de tempo, e ele sentiu algum alívio. Mas continuava preocupado e assustado, com bastante dor e com muita dificuldade de se movimentar livremente.
Quase desesperados, fizemos os filhos viajarem num final de semana prolongado e eu me determinei a tratá-lo duas vezes por dia. Para o tratamento, usei o Fluxo Central Principal, porque esse fluxo percorre o centro do corpo, energizando a coluna e o corpo todo. O resultado foi que conseguimos fortalecer e endireitar a coluna e aliviar a pressão sobre o disco. Aquele final de semana foi decisivo para meu marido. Ele pôde ver que havia uma luz no fim do túnel e que já estava a caminho da recuperação".

os fluxos supervisores

A inteligência iluminadora do corpo.

Os Fluxos Supervisores direito e esquerdo, juntamente com o Fluxo Central Principal, constituem a Trindade. Esses dois fluxos têm origem no Central Principal. Na base da coluna, o Central Principal se ramifica em dois fluxos que descem por dentro de cada perna. Nos joelhos, essas ramificações se transformam nos Fluxos Supervisores. Como o nome indica, esses fluxos têm a tarefa de "supervisionar" todas as funções do lado do corpo por onde circulam.

Os Fluxos Supervisores direito e esquerdo são imagens reflexas um do outro, formando dois ciclos verticais ovais de energia em cada lado do corpo. O Fluxo Supervisor Esquerdo desce e sobe pelo centro do lado esquerdo do corpo. O Fluxo Supervisor Direito segue um trajeto semelhante pelo centro do lado direito do corpo.

Cada vez que o Fluxo Supervisor recomeça seu circuito no joelho, a energia se desloca num nível um pouco mais profundo. Assim, a energia levada pelo Fluxo Supervisor é distribuída através das cinco profundidades do corpo.

Você pode equilibrar os Fluxos Supervisores com o projeto a seguir. Ele é especialmente útil para desanuviar a cabeça, clarear a respiração, facilitar a digestão e aliviar o cansaço das costas.

PROJETO 2: OS FLUXOS SUPERVISORES

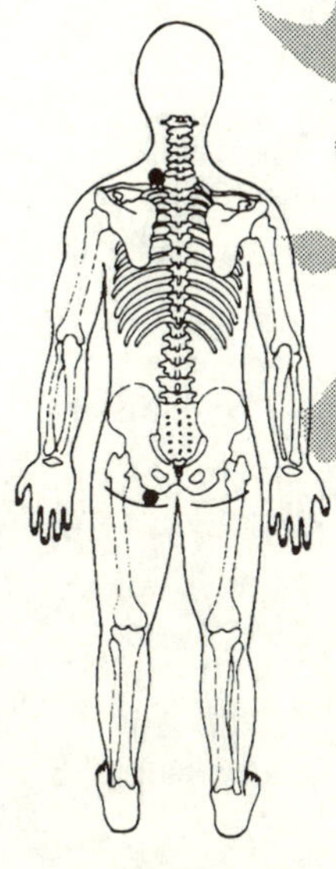

FIGURA 3.2

Como os Fluxos Supervisores direito e esquerdo regulam as funções corporais do lado em que eles se situam, trabalhe com o Fluxo Supervisor do lado que você sentir mais tenso.

Para as necessidades de energia descendente do *lado esquerdo* (Ver Figura 3.2.):

1. Coloque a mão direita sobre o ombro esquerdo.
2. Toque a nádega esquerda com a mão esquerda.

Para as necessidades de energia ascendente do *lado esquerdo* (Ver Figura 3.3.):

1. Coloque a mão direita sobre o ombro esquerdo.
2. Toque a virilha esquerda com a mão esquerda.

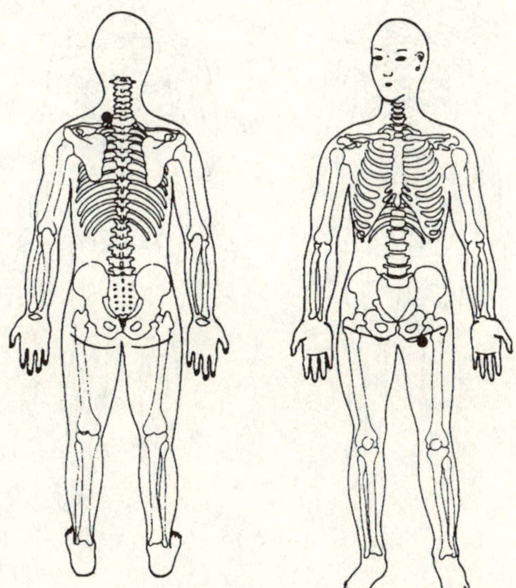

FIGURA 3.3

Para as necessidades de energia descendente do *lado direito* (Ver Figura 3.4.):

1. Coloque a mão esquerda sobre o ombro direito.
2. Toque a nádega direita com a mão direita.

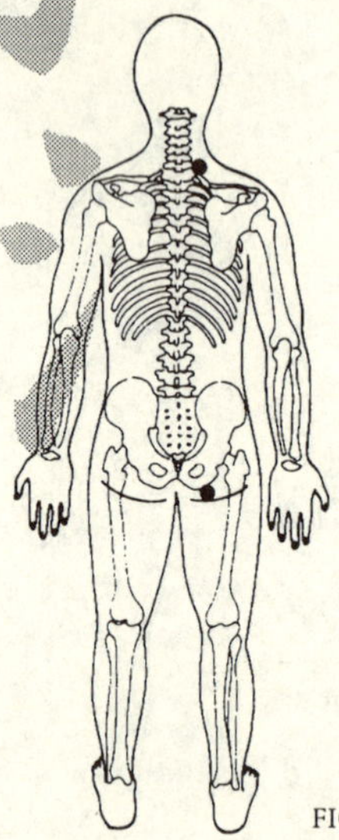

FIGURA 3.4

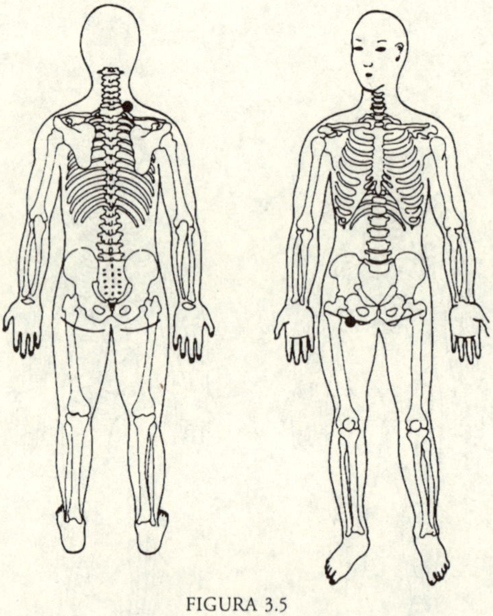

FIGURA 3.5

Para as necessidades de energia ascendente do *lado direito* (Ver Figura 3.5.):

1. Coloque a mão esquerda sobre o ombro direito.
2. Toque a virilha direita com a mão direita.

"Sharyn e eu nos conhecemos desde os três anos de idade; nascemos com exatos dois meses de diferença. Enquanto crescíamos e brincávamos juntas, minha mãe notou uma diferença em nosso desenvolvimento. Descobriu-se que Sharyn tinha escoliose. Depois de usar um aparelho ortopédico que a envolvia do queixo ao sacro durante cinco anos, aos quatorze anos Sharyn precisou ser operada; foi fixado um pino de metal em toda a extensão de sua coluna. Em 1993, fui visitar minha amiga em Seattle. Tínhamos muito que conversar, pois fazia oito anos que nos encontráramos pela última vez. Fiquei chocada ao vê-la claudicar; eu não me lembrava de tê-la visto andar assim. Quando chegamos a sua casa, pedi que ficasse de pé e procurei localizar sua coluna. Encontrei-a a uns dois centímetros à esquerda de onde ela devia estar. Chamei a atenção de Sharyn para isso e lhe disse que conhecia algo que poderia ajudar a corrigir a posição da coluna: Jin Shin Jyutsu.

Usei o Fluxo Supervisor direito e em seguida o Fluxo Supervisor esquerdo. Sharyn voltou a ficar de pé, mas agora mais ereta – sua coluna parecia mais reta, e ela não mancava mais. Sharyn percebeu também que seu corpo estava mais relaxado e que ela podia ficar sentada por mais tempo sem precisar levantar-se e movimentar-se a cada meia hora por causa da rigidez".

os fluxos mediadores diagonais

O princípio da atividade do corpo.

Embora os Fluxos Mediadores Diagonais direito e esquerdo não façam parte da Trindade, eles mantêm com ela uma relação muito importante que precisa ser levada em consideração. Os Fluxos Mediadores Diagonais direito e esquerdo começam no ombro respectivo, cruzam ambos os lados do corpo de trás para a frente, de um lado para o outro e de cima para baixo, e terminam no joelho do lado oposto. Eles harmonizam os Fluxos Supervisores direito e esquerdo entre si e com o Fluxo Central Principal.

O Fluxo Mediador é o que faz com que todos os fluxos do corpo cruzem no Central Principal, para que possam receber constantemente energia vital revitalizadora da Fonte. Além disso, quando um lado do corpo fica tenso a ponto de afetar o outro lado, podemos usar um dos Fluxos Mediadores para restabelecer o equilíbrio entre os dois lados. Por ter essas funções, é de fundamental importância manter os Fluxos Mediadores em harmonia.

Projeto 3: Harmonização dos Fluxos Mediadores

Apresentamos agora uma seqüência dinâmica que harmoniza os Fluxos Mediadores e reduz o cansaço, a tensão e o estresse. Se um lado do corpo estiver muito tenso, use qualquer uma das seqüências abaixo; a que lhe for mais apropriada. Elas podem ser aplicadas a qualquer hora do dia.

Para as necessidades de energia do lado esquerdo (ver Figura 3.6.):

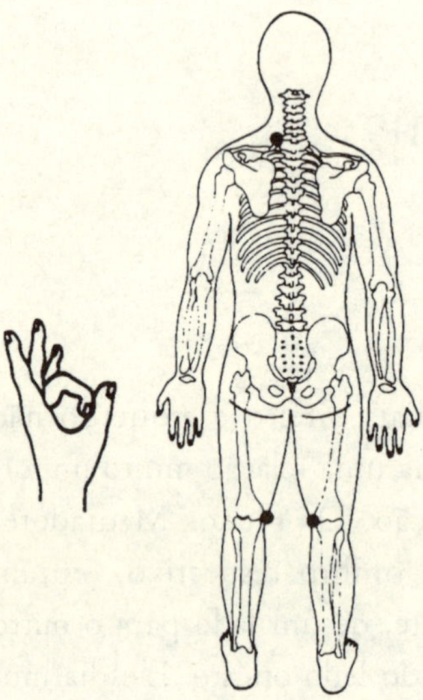

FIGURA 3.6

1. Coloque o polegar esquerdo sobre a unha do dedo anular esquerdo. Faça um círculo com o lado da palma do polegar. (Esse procedimento ajuda a desobstruir o peito.)
2. Coloque a mão direita sobre o ombro esquerdo. (Esse procedimento revitaliza a energia ascendente.)
3. Aproxime os joelhos, de modo a se tocarem na face interna. Os pés podem ficar afastados ou próximos, conforme for mais cômodo. (Esse procedimento revitaliza a energia descendente.)

Para as necessidades de energia do lado direito (ver Figura 3.7.):

1. Coloque o polegar direito sobre a unha do dedo anular direito. Faça um círculo com o lado da palma do polegar. (Esse procedimento ajuda a desobstruir o peito.)
2. Coloque a mão esquerda sobre o ombro direito. (Esse procedimento revitaliza a energia ascendente.)

3. Aproxime os joelhos, de modo a se tocarem na face interna. Os pés podem ficar afastados ou próximos, conforme for mais cômodo. (Esse procedimento revitaliza a energia descendente.)

Observação: pode-se usar este projeto também para harmonizar os Fluxos Supervisores.

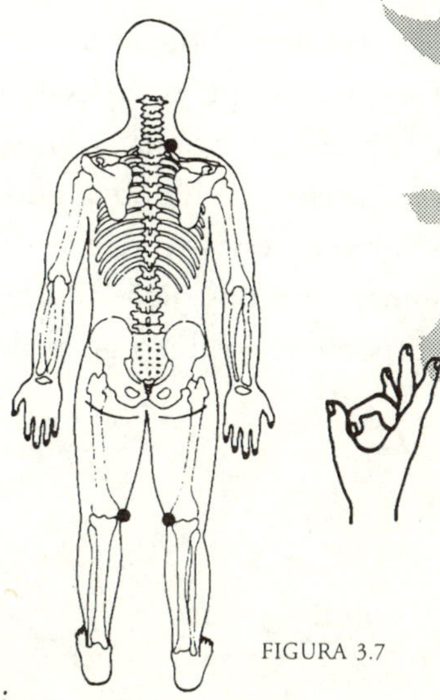

FIGURA 3.7

"Eu estava com os sintomas de gripe – dores no corpo, febre e calafrios. Resolvi usar um Mediador de auto-ajuda na tentativa de cortar o mal pela raiz. Eu sabia que o Mediador era eficaz para aliviar a tensão do ombro, uma das causas básicas da gripe e dos resfriados.

Meu ombro esquerdo estava muito rígido, e por isso mantive a mão sobre ele durante quase uma hora. Quando ele finalmente relaxou, a febre havia diminuído. Consegui dormir em paz durante toda a noite. Na manhã seguinte, ao despertar, não havia nenhum sinal de gripe e ela não voltou mais".

A fim de ressaltar a importância dos Fluxos da Trindade, vamos imaginá-los novamente como rios. O Fluxo Central Principal é o maior e mais importante, uma vez que ele é alimentado pela fonte original. Os Fluxos Supervisores direito e esquerdo são suas duas ramificações principais, desviando a água/energia do rio principal para as áreas ribeirinhas. Assim, quando mantemos o Central Principal fluindo livremente, seus dois braços principais recebem energia suficiente para também fluírem livremente.

Quando esses dois braços principais fluem com abundância, por sua vez fertilizam e nutrem muitas outras funções importantes. Os Fluxos

Supervisores abrigam as vinte e seis Travas de Segurança da Energia. Essas travas, que serão examinadas detalhadamente nos capítulos seguintes, podem funcionar como pequenas represas. Quando um dos nossos rios de energia fica obstruído, acúmulos de energia começam a se formar. Utilizando essas vinte e seis travas de segurança da energia podemos eliminar essas obstruções e fazer com que a energia acumulada volte a incorporar-se ao fluxo geral de energia do nosso ser.

travas de segurança da energia: 1-15

CAPÍTULO QUATRO

Números são qualidades, não quantidades.

Como vimos, nossa saúde e harmonia dependem da passagem constante e livre da energia vital através do nosso ser. Até aqui, concentramo-nos nos estágios pelos quais a energia se manifesta em nós (as profundidades) e nos principais trajetos que ela percorre em nosso corpo (os Fluxos da Trindade). Esses conceitos constituem a base do Jin Shin

Jyutsu. Melhorar nossa percepção desses conceitos é essencial para a manutenção de nosso equilíbrio e bem-estar gerais.

Às vezes a energia em excesso fica presa numa área específica dentro de nós. Podemos liberar facilmente essa energia usando as vinte e seis áreas conhecidas como travas de segurança da energia. Elas são também chamadas de "chaves para o reino" porque "abrem" o fluxo da energia vital no corpo, na mente e no espírito. Quando as travas de segurança da energia estão abertas, a energia flui suavemente através de nosso ser. Entretanto, quando abusamos de nós mesmos mental, emocional ou fisicamente no nosso dia-a-dia, nosso "freio" ou sistema de travas de segurança da energia entra em ação. Assim, elas são como uma espécie de sistema de alarme preventivo que nos avisa que certas partes do nosso sistema estão sobrecarregadas. Se prestamos atenção ao aviso amigo, podemos nos ajudar imediatamente e prevenir maiores transtornos e danos. Conhecendo-as, podemos encontrar as raízes mais profundas das causas dos desequilíbrios e harmonizá-los. Restabelecer a harmonia significa então simplesmente aplicar nossas mãos para abrir as travas de segurança da energia específicas.

As vinte e seis travas de segurança da energia (TSE) estão dispostas aos pares em cada lado do corpo, havendo portanto vinte e seis travas no lado direito e vinte e seis no lado esquerdo. O conjunto da esquerda é uma imagem refletida do conjunto da direita, e vice-versa. (Ver Figura 4.1.) A grosso modo, esse arranjo corresponde à localização dos Fluxos Supervisores direito e esquerdo analisados no capítulo precedente. E, de fato, as vinte e seis travas de segurança da energia estão localizadas dentro dos Fluxos Supervisores.

Quando analisamos os Fluxos Supervisores, observamos que uma de suas funções é levar a energia às cinco profundidades do corpo. Como as TSE se localizam ao longo dos Fluxos Supervisores, podemos compreender que cada profundidade também abriga seu próprio conjunto específico de TSE.

Quando você estiver mais consciente das relações entre as profundidades e as travas de segurança da energia, você dará mais um passo na direção de resgatar seu senso de plenitude e inter-relação das várias partes de si mesmo. O conhecimento dessas diferentes relações aumentará sua versatilidade para abordar quaisquer desarmonias que possam se manifestar.

Como vimos, cada uma das cinco primeiras profundidades é responsável por um conjunto específico de funções que compreendem o corpo, a mente e o espírito. Vimos como podemos equilibrar essas profundidades usando as mãos. Veremos agora que quando abrimos uma trava de segurança da energia específica mantemos em equilíbrio a profundidade a ela correspondente, uma vez que cada uma das vinte e seis travas de segurança da energia influencia uma profundidade específica. Inversamente, quando harmonizamos uma determinada profundidade, fortalecemos as travas de segurança da energia relacionadas com essa profundidade. As associações entre as profundidades e as TSE podem ser resumidas desse modo:

- A primeira profundidade está relacionada com as Travas de Segurança da Energia de 1 a 4.
- A segunda profundidade está relacionada com as Travas de Segurança da Energia de 5 a 15.
- A terceira profundidade está relacionada com as Travas de Segurança da Energia de 16 a 22.
- A quarta profundidade está relacionada com a Trava de Segurança da Energia 23.
- A quinta profundidade está relacionada com as Travas de Segurança da Energia de 24 a 26.
- A sexta profundidade abrange todas as Travas; ela é harmonizadora de todo o ser.

No estudo a seguir examinaremos as vinte e seis travas de segurança da energia no contexto das profundidades a elas relacionadas. Neste capítulo, veremos as Travas de Segurança da Energia de 1 a 15, contidas na primeira e segunda profundidades.

Nesta síntese, dirigiremos nossa atenção para a localização e para o significado universal de cada trava de segurança da energia (TSE). Além disso, conheceremos as desarmonias específicas que podem manifestar-se quando uma determinada TSE fica "fechada"; veremos também alguns exercícios fáceis de aplicar. Para conectar as travas de segurança da energia, adotamos as mesmas técnicas seguidas até aqui – tocamos o local durante alguns minutos ou até sentir uma pulsação. Não precisamos nos preocupar em demasia com a precisão, pois cada trava de segurança da energia tem uma abrangência de uns sete centímetros em torno de si. Com o tempo, à medida que sua sensibilidade aumentar, você aprenderá a "acertar na mosca", embora isso não seja essencial. Por conveniência, o índice abaixo pode ajudá-lo a localizar travas de segurança da energia específicas que podem ser usadas para atender necessidades específicas.

Índice de Travas de Segurança da Energia

PARA TRATAR:	*USE TSE:*	*PARA TRATAR:*	*USE TSE:*
Abdome	1, 15, 23	Olhos	4, 20
Apetite	13	Ombro	10, 11, 13
Braço	9, 11, 12	Ouvido	5, 20
Cabeça	1, 7, 16, 18	Pé	9, 15
Cérebro	23	Peito	6, 9, 10, 13
Circulação	10, 23	Pelve	3, 8
Clareza mental	7, 20, 21, 25	Perna	2, 9, 11, 15
Convulsões	7	Pescoço	11, 12, 13, 16
Coração	10, 15, 17	Peso	21
Costas	2, 6, 9, 19	Pulso	9, 11
Digestão	2, 5, 7, 19	Quadris	6, 9, 11, 14
Eliminação	8, 16	Resfriados	3
Equilíbrio emocional	12, 22, 12, 14	Respiração	1, 2, 3
Equilíbrio	6, 20	Seio	17, 19
Febre	3	Sistema nervoso	17
Garganta	3, 4, 10	Sistema reprodutor	8, 13, 16, 17
Inchaço1, 15, 17		Tireóide	14
Insônia	4, 18	Tontura	21
Joelho	10, 15	Tornozelo	9, 15, 17
Músculos	8, 16	Tremor	24, 26

Durante a leitura dos resumos das travas de segurança da energia a seguir, reporte-se à Figura 4.1 para achar sua localização. Algumas travas de segurança da energia estão localizadas nas costas ou em outros lugares difíceis de alcançar quando aplicamos as conexões em nós mesmos. Para facilitar esse aspecto, Jiro Murai descobriu que o corpo contém áreas de fácil acesso correspondentes às de acesso difícil. Assim, todos podemos abrir nossas próprias travas de segurança da energia com relativa facilidade.

Nesse contexto, você perceberá que muitos exercícios apresentados a seguir exigem que se conecte duas TSE diferentes ao mesmo tempo. A TSE adicional serve como uma espécie de "saída", que ajuda a canalizar a energia liberada da TSE "travada".

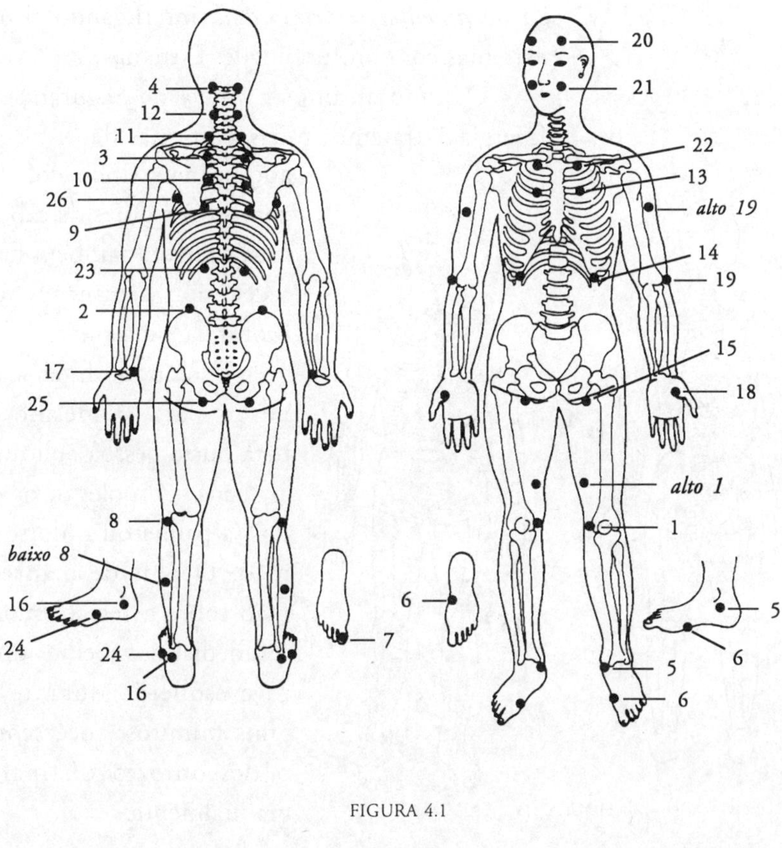

FIGURA 4.1

as TSE da primeira profundidade (1-4)

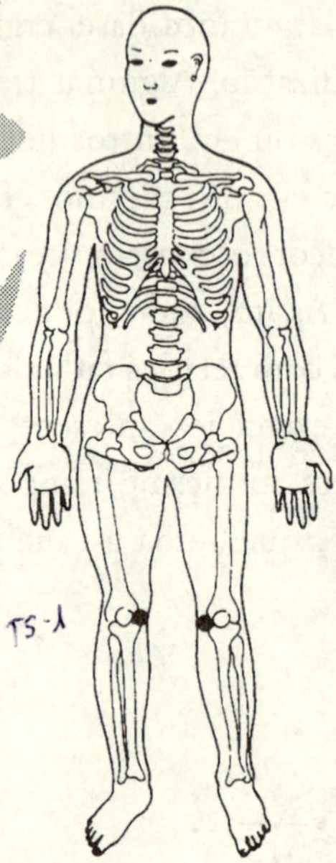

FIGURA 4.2

Trava de Segurança da Energia 1: O Movimentador Primordial

A Trava de Segurança da Energia 1 localiza-se na face interna do joelho, junto à saliência, exatamente no ponto em que o fêmur e a tíbia se ligam. (Ver Figura 4.2.) A TSE 1 une a energia descendente (que desce pela frente do corpo) com a energia ascendente (que sobe pelas costas), harmonizando-nos assim da cabeça aos pés. A trava 1 é considerada "*o movimentador primordial*, interligando alturas extremas com profundidades extremas".

Quando abrimos a Trava de Segurança da Energia 1 tratamos todas as formas de distúrbios abdominais (inchaço, desconforto) e dores de cabeça. Essa abertura também favorece uma respiração mais profunda e mais livre.

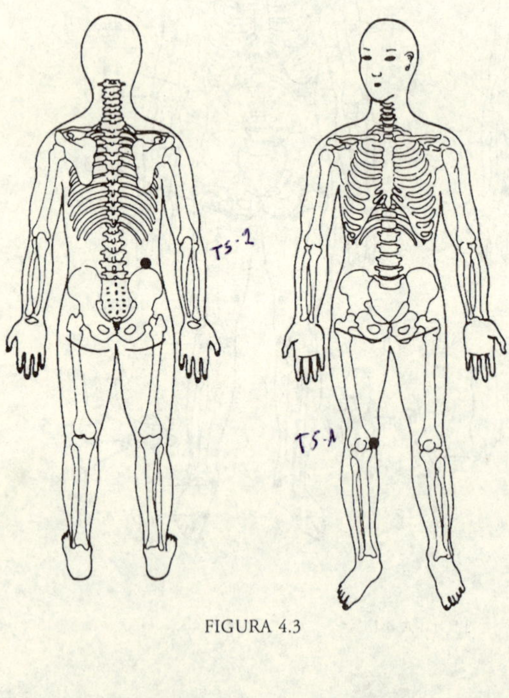

FIGURA 4.3

Você pode fazer a conexão para si mesmo ou para outra pessoa aplicando as mãos – o polegar, os dedos, a palma ou o dorso da mão. Depois de manter a mão sobre a região interna ou medial dos joelhos direito e esquerdo durante alguns minutos, você sentirá o desconforto dissipar-se gradualmente.

Você também pode ajudar a Trava 1 conectando-a com a Trava de Segurança da Energia 2:

1. Coloque a mão esquerda no joelho direito, na Trava de Segurança da Energia 1, e a mão direita no quadril direito, na Trava de Segurança da Energia 2. (Ver Figura 4.3.)
2. Coloque a mão direita no joelho esquerdo, na Trava de Segurança da Energia 1, e a mão esquerda no quadril esquerdo, na TSE 2.

> *"Eu estava passando alguns dias numa bela casa em Kahlua Bay. Naquele dia, minha ansiedade para tomar meu banho de mar diário era maior do que normalmente. Houvera uma grande tempestade na noite anterior, e quando cheguei à praia, a água parecia diferente; em vez da cor turquesa-cristalina dos dias anteriores, ela estava escura. Como queria muito nadar, entrei no mar imediatamente.*
>
> *Nadei uns cinqüenta metros mar adentro, quando senti uma corrente elétrica aguda percorrer meu corpo. Comecei a ficar entorpecida e entrei em pânico. De algum modo consegui chegar até a praia. Eu fora envolvida por uma água viva. Seus longos tentáculos envolveram meu rosto, pescoço, peito, cintura e coxas. Comecei então a esfregar a pele com areia para remover aquela substância gelatinosa irritante. Mas então o coração disparou, a respiração se tornou ofegante e todo meu corpo começou a tremer incontrolavelmente. Pensei num instante, 'Meu Deus, vou morrer!' Deitei-me então na areia e coloquei as mãos, cruzadas, sobre as travas de número um (a parte interna do joelho), mantendo-as aí como se disso dependesse minha vida.*
>
> *A única coisa de que consegui me lembrar foi da descrição que Mary havia feito da trava número um, o movimentador primordial; senti que precisava livrar o meu corpo daquela substância rapidamente. Mantive as mãos nas TSE 1 durante uns vinte minutos. Finalmente, senti que fui melhorando e*

pude voltar para casa. Meus amigos me receberam junto à porta. Vergões cobriam meu corpo, e eles queriam me levar para o hospital. Mas eu deitei na cama e apliquei o Jin Shin Jyutsu de auto-ajuda; no dia seguinte, estava bem melhor".

Trava de Segurança da Energia 2: Sabedoria

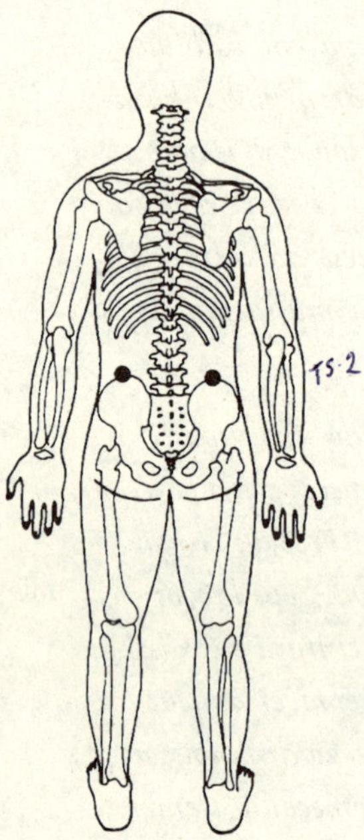

FIGURA 4.4

A Trava de Segurança da Energia 2 localiza-se na região lombar, na borda superior do osso ilíaco, nos lados direito e esquerdo do corpo. (Ver Figura 4.4.) A TSE 2 está associada com a força vital para todas as criaturas e também com a sabedoria. Quando a TSE 2 está aberta, nós nos reconectamos com a sabedoria original e com o propósito da vida.

Podemos usar a Trava de Segurança da Energia 2 para aliviar todas as formas de desconforto nas costas. Ela equilibra a digestão e a respiração, além de reduzir a tensão e o estresse nas pernas.

Para conectá-la, aplique as mãos diretamente sobre a TSE 2 direita e esquerda, na borda superior do osso ilíaco, nas costas. Ou conecte as Travas de Segurança da Energia 2 e 3 juntas, como segue:

1. Coloque a mão esquerda sobre o ombro direito, na Trava de Segurança da Energia 3, e a mão direita no quadril direito, na Trava de Segurança da Energia 2. (Ver Figura 4.5.)

2. Coloque a mão direita no ombro esquerdo, na Trava de Segurança da Energia 3, e a mão esquerda no quadril esquerdo, na Trava de Segurança da Energia 2.

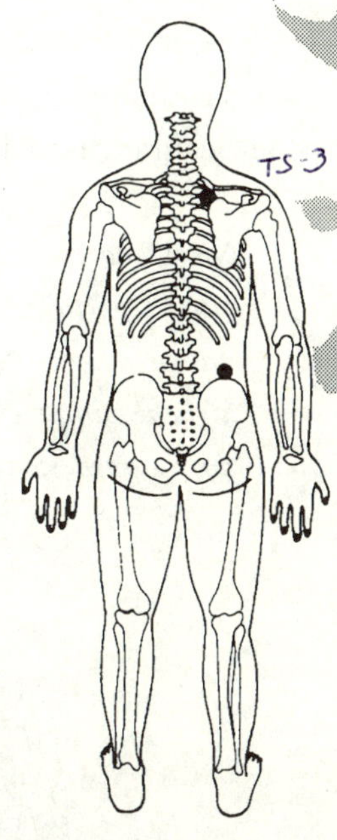

FIGURA 4.5

TRAVA DE SEGURANÇA DA ENERGIA 3: A PORTA

A Trava de Segurança da Energia 3 localiza-se na região superior das costas, no ângulo interno superior das omoplatas, à direita e à esquerda da coluna. (Ver Figura 4.6.) A TSE 3 funciona como uma porta, oscilando para a frente, para descarregar a tensão, e em seguida para trás, para receber energia purificada.

Conecta-se a Trava de Segurança da Energia 3 para ajudar a respiração, para tratar febres, resfriados e garganta inflamada e para reforçar o sistema imunológico do corpo através da liberação de seu próprio antibiótico natural. Recomenda-se conectá-la também em casos de estresse e tensão na cintura pélvica. Aplique a mão direita à TSE 3 esquerda e a mão esquerda à TSE 3 direita, e sinta a tensão dissipar-se rapidamente.

Pode-se também ligar a TSE 3 com a TSE 15, usando essa seqüência simples:

1. Coloque a mão esquerda sobre o ombro direito, na Trava de Segurança da Energia 3, e a mão direita sobre a virilha direita, na Trava de Segurança da Energia 15. (Ver Figura 4.7.)

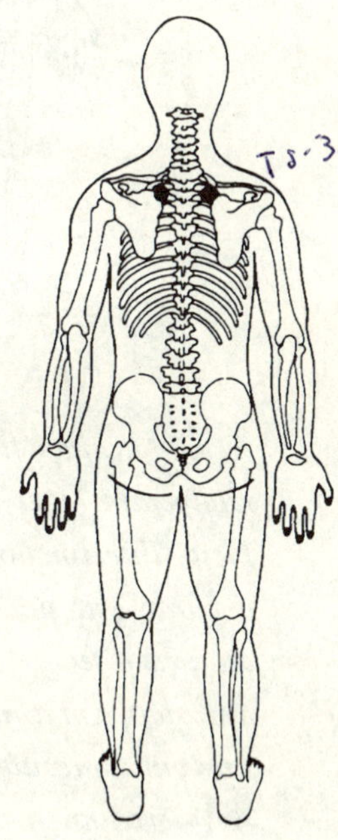

FIGURA 4.6

2. Coloque a mão direita sobre o ombro esquerdo, na Trava de Segurança da Energia 3, e a mão esquerda sobre a virilha esquerda, na Trava de Segurança da Energia 15.

"Num vôo de Salt Lake City para Dakota do Sul, eu estava sentada perto de uma jovem mãe que segurava no colo uma criança de seis meses. A mãe estava visivelmente aflita porque seu bebê tinha então 40 graus de febre; duas doses de aspirina não haviam surtido o efeito desejado.

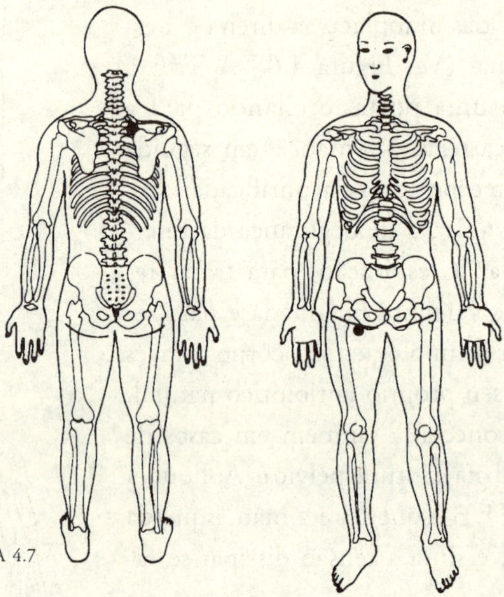

FIGURA 4.7

A mãe acabou ficando tão perturbada que os pilotos resolveram fazer um pouso de emergência em Wyoming. Neste ínterim, uma das aeromoças perguntou se havia alguém a bordo que pudesse ajudar de alguma forma. Eu fui até a criança e segurei sua Trava 3, lembrando que ela é um antibiótico natural e própria para reduzir a febre. Depois de uns vinte minutos, o avião aterrissou em Wyoming. Ao aterrissar, a mãe mediu a temperatura da criança e ficou aliviada ao perceber que ela havia baixado para 38,5"!

Trava de Segurança da Energia 4: A Janela

A Trava de Segurança da Energia 4 localiza-se na base do crânio, na região occipital (à direita e à esquerda). (Ver Figura 4.8.) Ela é chamada de "janela" porque deixa entrar a luz do conhecimento e a respiração vitalizadora.

A Trava de Segurança da Energia 4 harmoniza os distúrbios dos olhos e da garganta. Segure a TSE 4 sempre que você ou um amigo estiver com insônia, com fraqueza ou "cansaço das vistas", ou com a garganta inflamada ou seca.

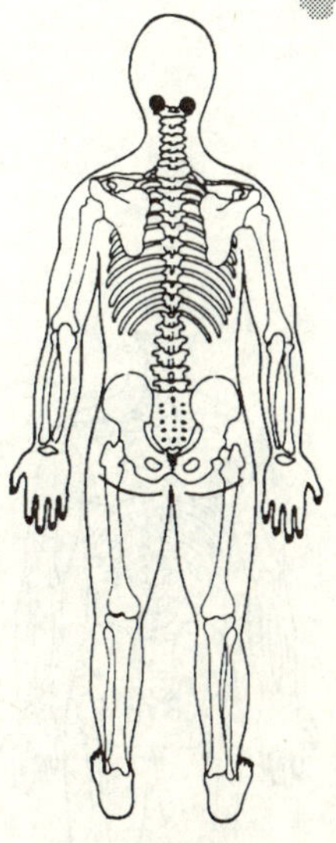

FIGURA 4.8

Para conectar a Trava 4, simplesmente mantenha as mãos sobre cada uma das TSE 4 durante alguns minutos. Ou conecte-a concomitantemente com o osso malar, a TSE 21:

1. Coloque a mão esquerda sobre a base direita do crânio, na Trava de Segurança da Energia 4, e a mão direita sobre o osso malar esquerdo, na Trava de Segurança da Energia 21. (Ver Figura 4.9.)

2. Coloque a mão direita sobre a base esquerda do crânio, na Trava de Segurança da Energia 4, e a mão esquerda sobre o osso malar direito, na Trava de Segurança da Energia 21.

"Enquanto aplicava Jin Shin Jyutsu em uma jovem, percebi que suas pupilas estavam muito dilatadas. Ela me disse que sofria de uma doença ocular hereditária - um problema progressivo que a deixava com visão periférica e com muito pouca visão central. 'Mas não há o que fazer', disse ela. Eu não disse nada, mas coloquei minha mão nas travas quatro e pedi que ela fizesse o mesmo como auto-ajuda. Algumas semanas mais tarde, eu a vi novamente. 'Tenho uma coisa para te contar! Tenho até medo de dizer, mas comecei a ver. A cada dia enxergo melhor'. E ela continuou me falando de como havia começado a perceber coisas que nunca tinha visto – arquitetura, etc. – e de como seu namorado literalmente a arrastava pela cidade porque ela parava e olhava tudo como se fosse pela primeira vez. Foi como estar com Alice no país das maravilhas. Obrigado pelo presente do Jin Shin Jyutsu"!

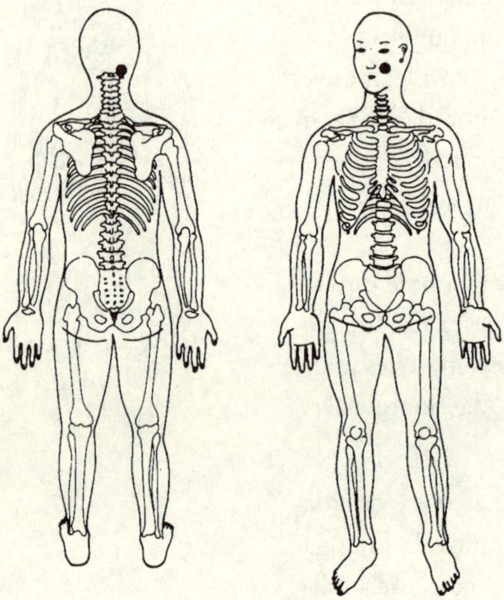

FIGURA 4.9

as TSE da segunda profundidade (5 - 15)

Trava de Segurança da Energia 5: Regeneração

Localizada na face interna do tornozelo, entre o osso do tornozelo e o calcanhar, a Trava de Segurança da Energia 5 renova nossa capacidade de nos libertarmos de tudo o que é velho e de assumir o novo. (Ver Figura 4.10.) Por este motivo, ela se relaciona com a regeneração e o renascimento. Quando a TSE 5 está aberta, nós nos sentimos libertos de tudo que nos prendeu ao passado. Como o medo está entre os maiores de todos os grilhões, geralmente conectamos as TSE 5 sempre que sentimos medo.

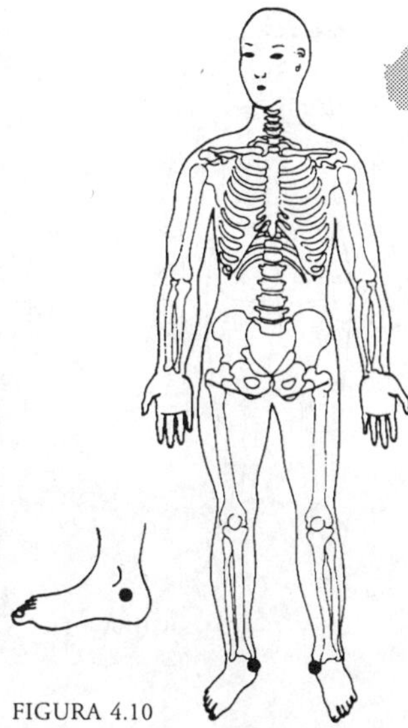

FIGURA 4.10

As TSE 5 também são úteis para resolver distúrbios digestivos e auditivos.

Para fazer a ligação com as TSE 5, coloque a mão na face interna do tornozelo, ou - se essa posição não for cômoda – conecte as TSE 15, na virilha. Quando abrimos as TSE 15 juntamente com as TSE 3 abrimos também as TSE 5:

1. Coloque a mão direita na virilha direita, na Trava de Segurança da Energia 15, e a mão esquerda no ombro direito, na Trava de Segurança da Energia 3. (Ver Figura 4.11.)

2. Fique nessa posição por alguns minutos; em seguida, coloque a mão esquerda na virilha esquerda, na Trava de Segurança da Energia 15, e a mão direita no ombro esquerdo, na Trava de Segurança da Energia 3.

Trava de Segurança da Energia 6: Equilíbrio e Discernimento

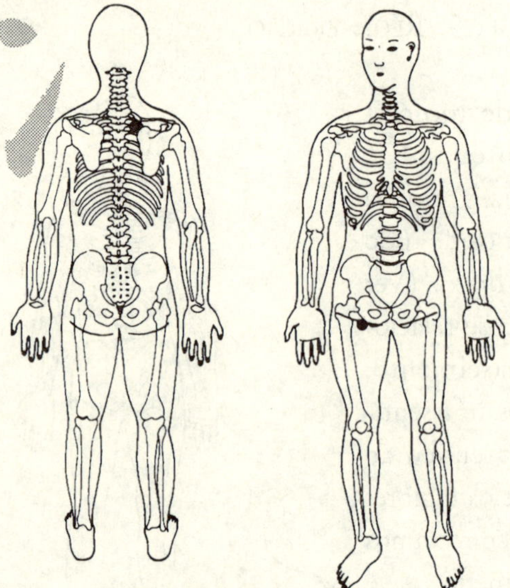

FIGURA 4.11

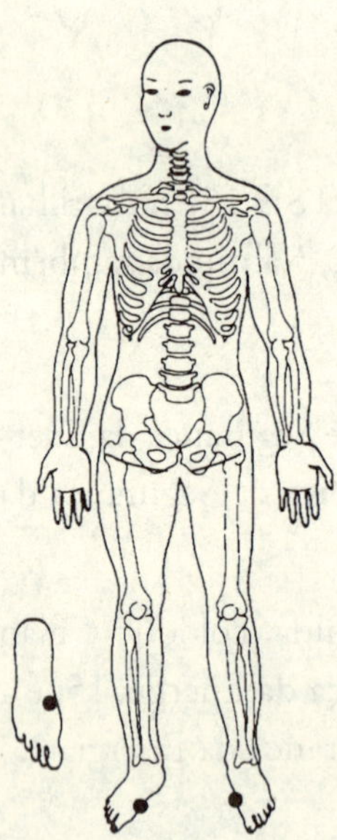

FIGURA 4.12

A TSE 6 está associada com o equilíbrio e o discernimento. Ela está localizada no arco do pé, na sola, aproximadamente a meia distância entre o dedão (hálux) e o início do calcanhar. (Ver Figura 4.12.)

O arco é a estrutura que nos possibilita manter uma posição equilibrada no mundo. Como sua manifestação física, a TSE 6 nos permite equilibrar a inspiração universal com uma base prática.

A Trava de Segurança da Energia 6 libera a tensão do peito, dos quadris e das costas. Ela também nos ajuda a ter equilíbrio.

Para conectar as TSE 6, coloque as mãos sobre o arco de cada pé na trava de segurança da energia. Como as TSE 5, as TSE 6 também podem ser abertas conectando as TSE 15 e as TSE 3. A mesma seqüência válida para a TSE 5 é igualmente eficaz aqui.

1. Coloque a mão direita na virilha direita, na Trava de Segurança da Energia 15, e a mão esquerda sobre o ombro direito, na Trava de segurança da Energia 3. (Ver Figura 4.13.)
2. Mantenha essa posição por alguns minutos; em seguida, coloque a mão esquerda sobre a virilha esquerda, na Trava de Segurança da Energia 15, e a mão direita sobre o ombro esquerdo, na Trava de Segurança da Energia 3.

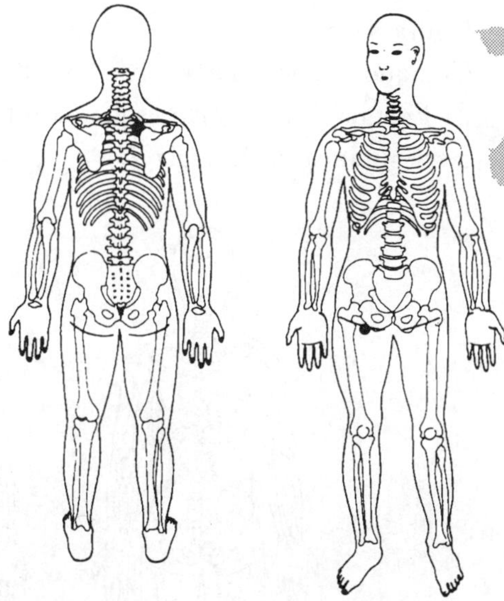

FIGURA 4.13

Trava de Segurança da Energia 7: Vitória

A Trava de Segurança da Energia 7 localiza-se na sola do dedão do pé (hálux). (Ver Figura 4.14.) Tradicionalmente, a TSE 7 se relaciona com o desenvolvimento e com o término de um ciclo espiritual; daí a vitória.

Por estar na base do corpo, a TSE 7 está associada com o topo. Portanto, ela é a trava de segurança da energia que ajuda a desanuviar a mente e a cabeça. As TSE 7 aliviam dores de cabeça e convulsões e facilitam a digestão.

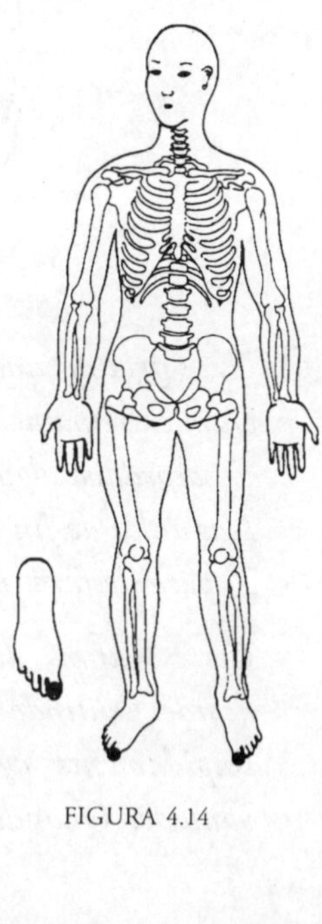

FIGURA 4.14

Conecte as TSE 7 segurando o dedão do pé no lugar indicado. Se isso for difícil, você pode abrir as TSE 7 conectando a virilha, na TSE 15, e o quadril, na TSE 2:

1. Coloque a mão esquerda sobre a virilha esquerda, na Trava de Segurança da Energia 15, e a mão direita sobre o quadril direito, na Trava de segurança da Energia 2. (Use a palma ou o dorso da mão.) (Ver Figura 4.15.)
2. Coloque a mão direita sobre a virilha direita, na Trava de Segurança da Energia 15, e a mão esquerda sobre o quadril esquerdo, na Trava de Segurança da Energia 2.

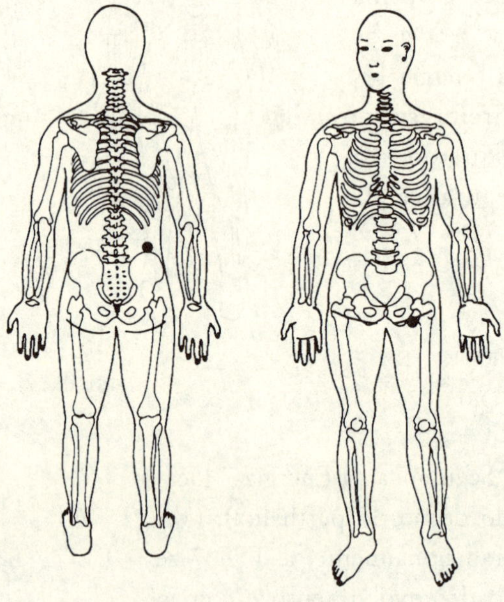

FIGURA 4.15

"Eu sofria de ataques epilépticos há dezoito anos. As convulsões eram extremamente fortes e em geral ocorriam durante o sono. Eu acordava alguns segundos antes de elas começarem. Nas aulas de Jin Shin Jyutsu, aprendi a deixar a mão sobre a TSE 7, para desfazer o bloqueio energético causador dos ataques.

Certa manhã, depois de uma semana extremamente cansativa, acordei sentindo os sinais de uma possível convulsão. Rapidamente, agarrei os dedões dos pés e os segurei com toda a vontade. Quando a convulsão começou, apertei tanto os dedões que os nós dos dedos das mãos até ficaram brancos, evitando que a força das convulsões me fizesse soltá-los. Para minha surpresa, o tremor não chegou a alcançar sua força habitual nem me deixou inconsciente como de costume.

Fiquei deitada na cama durante algum tempo, continuando a segurar os dedões dos pés até sentir-me suficientemente confiante para sentar-me e tomar uma xícara de chá. Essa experiência me deixou exultante, e senti, pela primeira vez em anos, que eu estava no controle do meu corpo. A rapidez e a facilidade da ação do Jin Shin Jyutsu me deixaram profundamente admirada".

Trava de Segurança da Energia 8: Ritmo, Força e Paz

A Trava de Segurança da Energia 8 está localizada atrás dos joelhos, na lateral externa. (Ver Figura 4.16.) Quando as TSE 8 estão abertas, sentimo-nos mais sintonizados com o ritmo, com o força e com a paz do universo.

A Trava de Segurança da Energia 8 ajuda as funções de eliminação e de reprodução. Ela também reduz a tensão muscular e é eficaz no tratamento de projeções do reto e da cintura pélvica.

Para conectar as TSE 8, sente-se ou deite-se numa posição confortável e aproxime os joelhos do peito. Se essas posições forem incômodas, abra as TSE 8 aplicando seus cabos de recarregar bateria na TSE 25, no osso ísquio, ou TSE 2, no quadril.

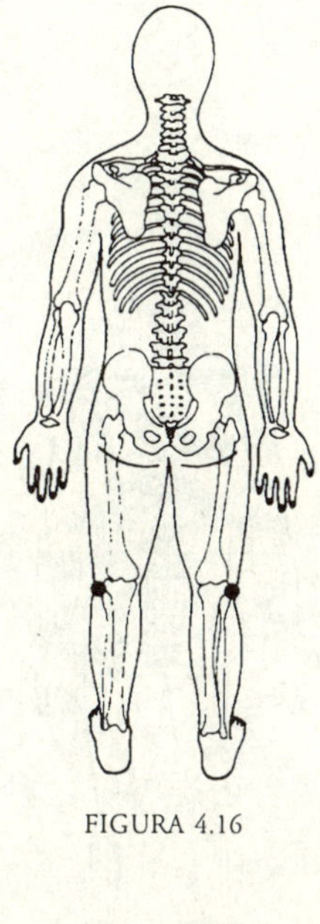

FIGURA 4.16

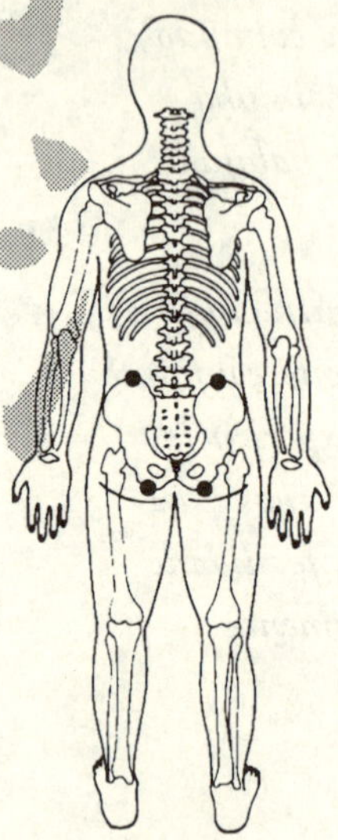

FIGURA 4.17

1. Coloque a mão esquerda sobre a nádega esquerda, na Trava de Segurança da Energia 25, e a mão direita sobre a nádega direita, na Trava de Segurança da Energia 25. (Ver Figura 4.17.)
2. Coloque a mão esquerda sobre o quadril esquerdo, na Trava de Segurança da Energia 2, e a mão direita sobre o quadril direito, na Trava de Segurança da Energia 2.

Trava de Segurança da Energia 9: Término de um Ciclo, Início de Outro

A Trava de Segurança da Energia 9 está localizada no meio das costas, entre a parte inferior das omoplatas e a coluna. (Ver Figura 4.18.) Conecte as TSE 9 sempre que alguém tiver dificuldade de "apagar a lousa" e esquecer o passado. As TSE 9 nos inspiram a deixar ir o velho e a iniciar uma nova vida.

A Trava de Segurança da Energia 9 também relaciona a parte inferior do corpo com a parte superior. Assim, as TSE 9 harmonizam e energizam as extremidades. Conecte-as sempre que houver uma congestão do peito, algum projeto* nos braços e costas, uma torção do tornozelo ou algum desconforto nos quadris.

Como poucos conseguem alcançar as TSE 9, em seu lugar podemos conectar a TSE 19, localizada na dobra do cotovelo, na direção do polegar. Abrindo as TSE 19, abrimos automaticamente as TSE 9.

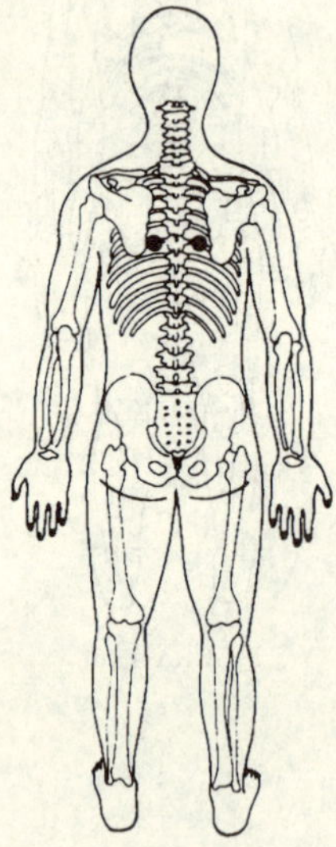

FIGURA 4.18

* No JSJ ao invés de falarmos em problemas falamos em "projetos". Assim, ao invés de sermos vítimas de "problemas" passamos a ser ativamente responsáveis e capazes de transformar a situação criando uma nova realidade (vide também pág. 58), (NC).

1. Para desobstruir as TSE 9, conecte as TSE 19, nos cotovelos. Coloque as mãos sobre elas, na dobra do cotovelo na direção do polegar em ambos os braços. (Ver Figura 4.19.)

2. Se for desconfortável conectar ambos os cotovelos ao mesmo tempo, segure o cotovelo direito e em seguida o cotovelo esquerdo.

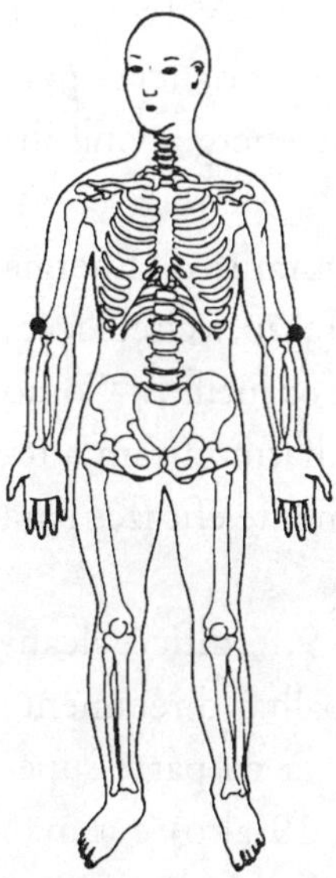

FIGURA 4.19

"Depois da minha primeira aula com Mary Burmeister, em 1979, reuni ansiosamente diversos amigos que serviriam de cobaias para que eu pudesse praticar. Um deles era um homem saudável, na faixa dos quarenta, que eu conhecia há doze anos. Ele me falara de sua profissão várias vezes, dizendo que ela era lucrativa e segura, mas que não o realizava. Ele sentia pavor de ir para o trabalho, mas estava demasiadamente e muito confortavelmente arraigado em seu emprego para fazer as mudanças que ele queria.

Na época em que me procurou ele estava tentando livrar-se de um desconforto no braço. As TSE 9 ajudam os braços.
Elas também representam o fim de um ciclo e o início de outro. Ambas as situações pareciam aplicar-se ao caso, e assim resolvi me dedicar em abrir essas travas.

Depois de seis tratamentos em duas semanas, certa manhã meu amigo chegou em minha casa com novidades. No dia anterior, durante o trabalho, ele espontaneamente informara seu empregador que estava se demitindo.
Seu patrão recebera essa decisão com a melhor das acolhidas, uma vez que há muito tempo achava que meu amigo, de alguma forma, estava na profissão errada".

Trava de Segurança da Energia 10: Armazém da Abundância

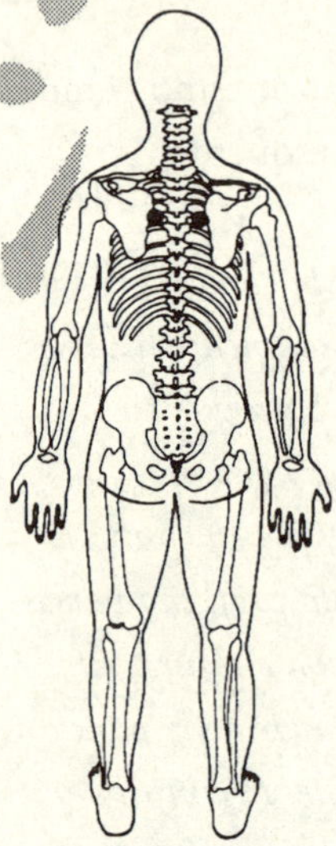

FIGURA 4.20

A Trava de Segurança da Energia 10 localiza-se na parte superior das costas, na linha intermediária das omoplatas, entre as omoplatas e a coluna. (Ver Figura 4.20.) A TSE 10 é considerada o "armazém da abundância" porque ela libera uma torrente de energia vital ilimitada quando está aberta.

Liberando, a Trava de Segurança da Energia 10 também harmoniza-se o coração, a circulação, a garganta, a voz, os ombros e os joelhos. Como as TSE 9, as TSE 10 também harmonizam a região do peito e são particularmente eficazes para equilibrar a pressão sangüínea.

Também como as TSEs 9, é difícil alcançar as TSE 10. Em vez de trabalhar diretamente com elas, coloque a mão direita na parte superior do braço esquerdo (TSE 19 alto) e a mão esquerda na parte superior do braço direito, durante alguns minutos. Ou conecte a parte superior dos braços com as coxas opostas (as TSE 1 altas), como segue:

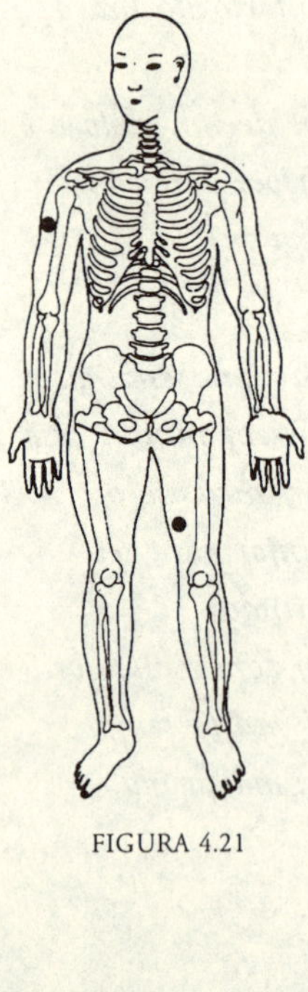

FIGURA 4.21

1. Coloque a mão esquerda sobre a TSE 19 alta direita (na parte superior do braço) e a mão direita sobre a TSE 1 alta esquerda (na face interna da coxa). (Ver Figura 4.21.)

2. Coloque a mão direita sobre a TSE 19 alta esquerda (na parte superior do braço) e a mão esquerda sobre a TSE 1 alta direita (na face interna da coxa).

Trava de Segurança da Energia 11: Descarregando os Fardos do Passado e do Futuro

A Trava de Segurança da Energia 11 localiza-se na parte superior das costas, logo abaixo da junção do pescoço com os ombros. (Ver Figura 4.22.) As TSE 11 ajudam-nos a descarregar o excesso de bagagem.

Ao conectar a Trava de Segurança da Energia 11, harmonizamos os ombros e o pescoço e aliviamos o desconforto nos quadris e nas pernas. A liberação das TSE 11 também beneficia os braços, inclusive os cotovelos, os pulsos, as mãos e os dedos.

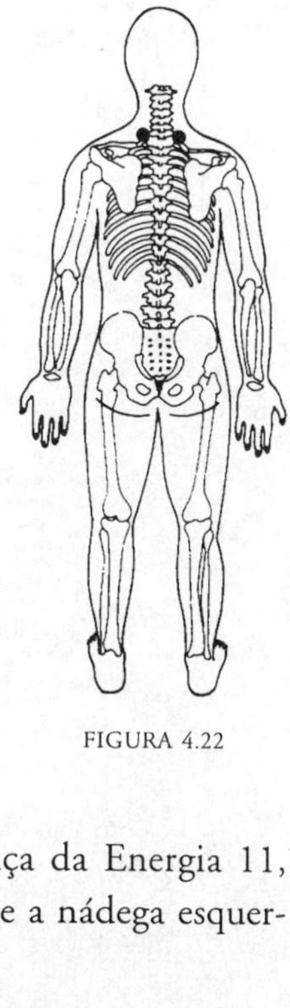
FIGURA 4.22

Conectamos a TSE 11 esquerda colocando a mão direita sobre ela e a TSE 11 direita colocando a mão esquerda sobre ela. Também podemos conectar a TSE 11 com a nádega, TSE 25, para desobstruir a TSE 11:

1. Coloque a mão esquerda sobre o ombro direito, na Trava de Segurança da Energia 11, e a mão direita sobre a nádega direita, na Trava de Segurança da Energia 25. (Ver Figura 4.23.)
2. Conecte o ombro esquerdo, na Trava de Segurança da Energia 11, com a mão direita, e coloque a mão esquerda sobre a nádega esquerda, na Trava de Segurança da Energia 25.

> *"Há cerca de três anos, fui contratada para cuidar de Laura, uma mulher de 38 anos, acamada, com paralisia do tórax para baixo e com esclerose múltipla. Uma vez por dia, eu realizava uma série de exercícios com as pernas dela para prevenir uma deterioração maior. Suas pernas estavam muito rígidas e era difícil movimentá-las. Uma amiga minha, praticante de Jin Shin Jyutsu, ensinou-me a segurar as travas .*

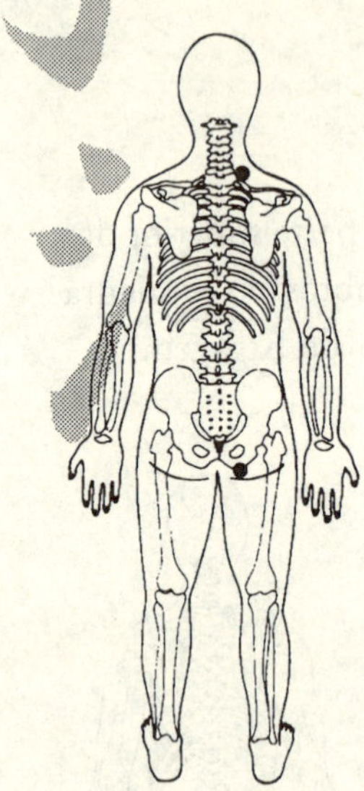

FIGURA 4.23

onze e quinze de Laura. Depois de harmonizar os dois lados durante vinte minutos, que surpresa! As pernas de Laura estavam flexíveis, e eu podia movê-las com facilidade. Fiquei tão impressionada, que, resolvi naquele instante estudar e praticar essa arte. Quanto mais me aprofundo no estudo do Jin Shin Jyutsu, mais me impressiono".

Trava de Segurança da Energia 12: Seja feita a Tua Vontade e não a minha

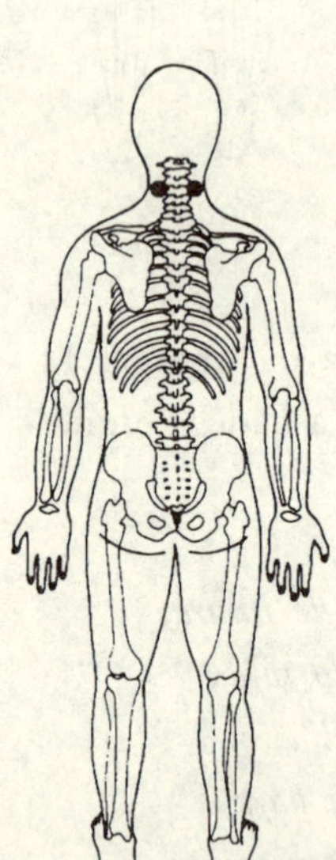

FIGURA 4.24

A Trava de Segurança da Energia 12 localiza-se na parte posterior do pescoço, a meia distância entre o crânio e os ombros, em cada lado das vértebras cervicais. (Ver Figura 4.24.) As TSE 12 exercem forte influência sobre nossa psicologia, porque elas realinham nossa vontade com a vontade universal. Quando as abrimos, restabelecemos o equilíbrio emocional e eliminamos a raiva. Além disso, aliviamos a tensão do pescoço e dos braços.

Conecte as TSE 12 colocando as mãos nas TSE direita e esquerda, respectivamente. Além disso, você pode facilitar a liberação da energia estagnada conectando o cóccix (na base da coluna) com a TSE 12.

1. Coloque a mão esquerda sobre o lado direito do pescoço, na Trava de Segurança da

Energia 12, e a mão direita sobre a base da coluna, no cóccix. (Ver Figura 4.25.)

2. Coloque a mão direita sobre o lado esquerdo do pescoço, na Trava de Segurança da Energia 12, e a mão esquerda sobre a base da coluna, no cóccix.

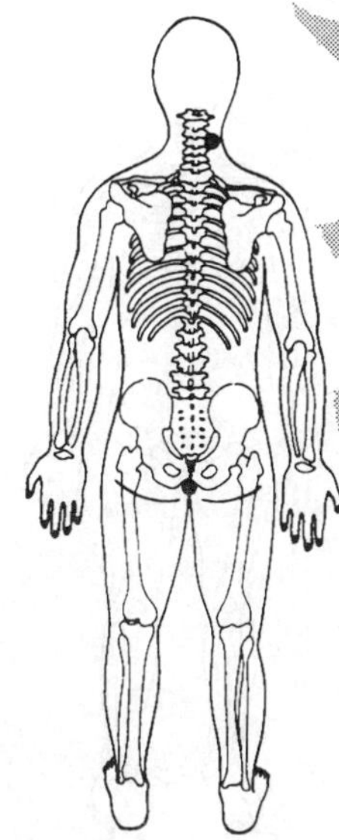

FIGURA 4.25

Trava de Segurança da Energia 13: Ama teus Inimigos

A Trava de Segurança da Energia 13 localiza-se na frente da caixa torácica, alguns centímetros abaixo da clavícula, junto à terceira costela. (Ver Figura 4.26.) Quando as TSE 13 estão abertas, temos melhores condições de ver o bem em todas as pessoas, mesmo naquelas de quem discordamos ou com quem conflitamos.

As TSE 13 harmonizam as funções da reprodução. Elas também ajudam a equilibrar o apetite e podem reduzir a tensão nos ombros e no pescoço.

Para conectar as TSE 13, simplesmente coloque as mãos sobre elas. Você pode também conectar as TSE 19 altas (na parte superior dos braços) como segue:

1. Coloque a mão esquerda sobre a parte superior do braço direito. (Ver Figura 4.27.)

2. Coloque a mão direita sobre a parte superior do braço esquerdo. (Você pode fazer a aplicação isoladamente, em cada braço, ou segurar a parte superior de ambos os braços ao mesmo tempo.)

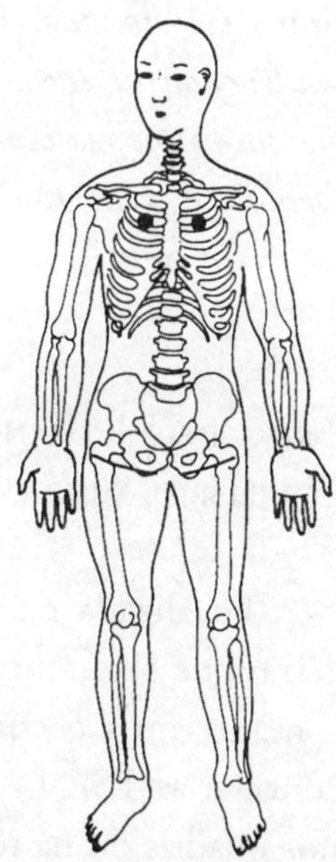

FIGURA 4.26

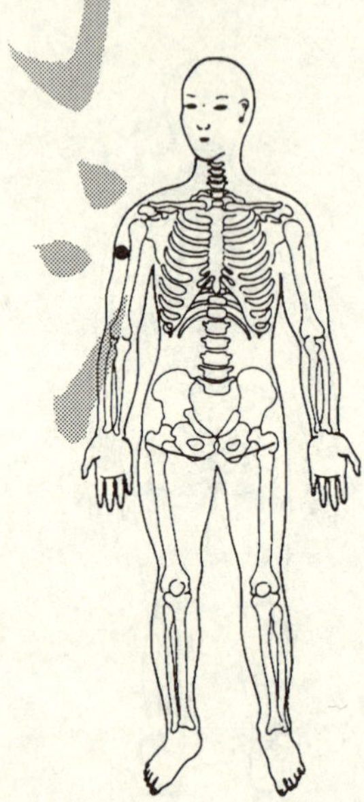

FIGURA 4.27

"Uma colega de trabalho, grávida, estava com cesariana marcada para segunda-feira. Seu último dia no escritório foi na quinta-feira anterior à data estabelecida. Ela me disse que sua gravidez havia transcorrido bem, mas a criança estava numa posição desfavorável para o parto natural. O médico havia tentado várias vezes 'virar' o bebê, mas ele continuava na posição invertida.

Debbie disse que ela gostaria de ter um parto natural – assim saberia que o bebê estava pronto para nascer, em vez de deixar a decisão para os médicos. Ela me pediu para aplicar-lhe Jin Shin Jyutsu antes de irmos para casa. (Esse foi o ÚNICO tratamento que lhe apliquei.) Usei um fluxo do treze.

No dia seguinte, eu soube por telefone que Debbie havia tido uma menina naquela manhã (sexta-feira). Quando a visitei no hospital, ela estava emocionada. Havia entrado em trabalho de parto às três da madrugada de sexta-feira, e o bebê HAVIA se virado! Os médicos, porém, mesmo assim realizaram uma cesariana, como havia sido 'planejado', mas Debbie se recuperou rapidamente, e até hoje ela chama sua filha de seu 'bebê Jin Shin'".

Trava de Segurança da Energia 14: Equilíbrio, Sustentação

Localizada na frente do corpo, na parte inferior da caixa torácica, a Trava de Segurança da Energia 14 nos dá a habilidade de nos nutrirmos e mantermos o equilíbrio no dia-a-dia. (Ver Figura 4.28.) Podemos conectar as TSE 14 sempre que constatarmos uma desarmonia ou tensão nos quadris ou na região da coxa. Abertas, essas TSE também conservam o equilíbrio entre a parte superior e inferior do corpo.

Você pode conectar as TSE 14 colocando as mãos sobre elas. Pode também harmonizá-las conectando as TSE 19, localizadas na dobra dos cotovelos (na direção do polegar), como segue:

1. Coloque a mão esquerda sobre o cotovelo direito, na Trava de Segurança da Energia 19, e a mão direita sobre a TSE 1 esquerda alta (na face interna da coxa esquerda). (Ver Figura 4.29.)
2. Coloque a mão direita sobre o cotovelo esquerdo, na Trava de Segurança da Energia 19, e a mão esquerda sobre a TSE 1 direita alta (na face interna da coxa direita).

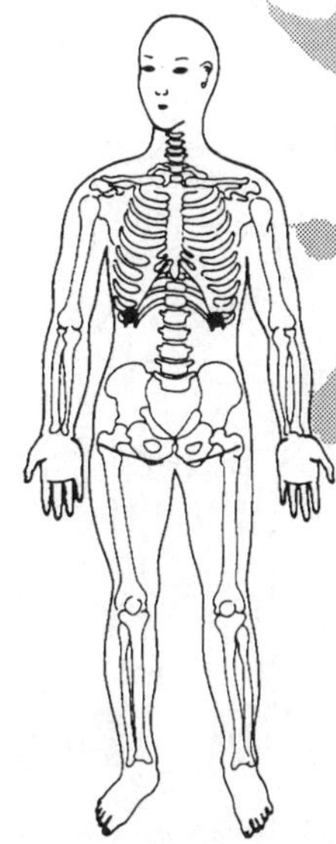

FIGURA 4.28

Trava de Segurança da Energia 15: Lavar o Coração com o Riso

A Trava de Segurança da Energia 15 localiza-se na virilha. (Ver Figura 4.30.) Conectando as TSE 15, temos melhores condições de restabelecer a alegria e o riso em nossa vida, o que, naturalmente, altera nossa percepção de tudo. Mary se refere às TSE 15 como as "comediantes", porque elas nos ajudam a levar a nós mesmos e às situações menos a sério.

A Trava de Segurança da Energia 15 harmoniza o abdome, as pernas, os joelhos, os tornozelos e os pés. Podemos usá-la também para acalmar o coração e aliviar o inchaço.

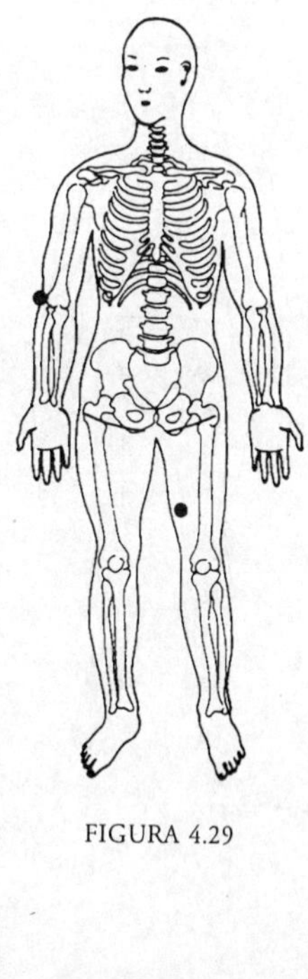

FIGURA 4.29

Para conectar as TSE 15, coloque as mãos na área da virilha direita e esquerda, mantendo-

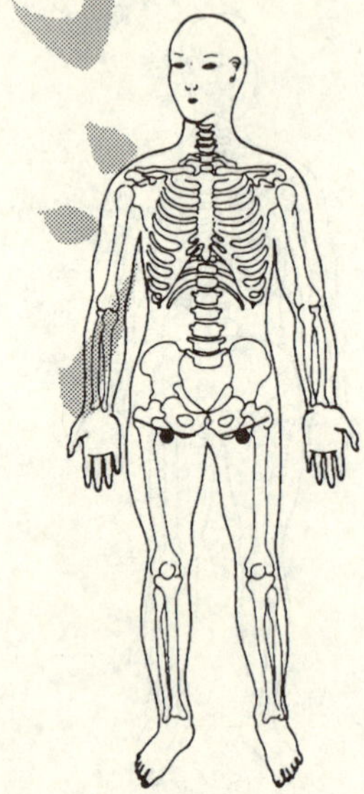

FIGURA 4.30

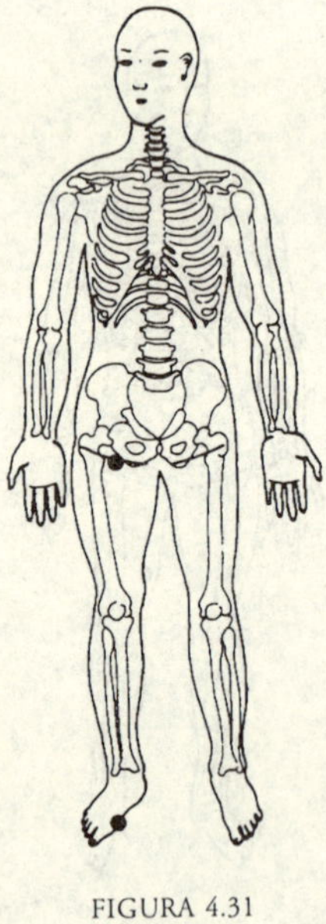

FIGURA 4.31

as nessas áreas por alguns minutos. Você pode também conectá-las com o arco dos pés, na TSE 6, seguida pelos ombros, na TSE 3. Se for difícil alcançar a TSE 6, conecte a TSE 15 apenas com a TSE 3.

1. Coloque a mão direita sobre a virilha direita, na Trava de Segurança da Energia 15, e a mão esquerda sobre o arco do pé direito, na Trava de Segurança da Energia 6. (Ver Figura 4.31.) Ou coloque a mão esquerda sobre o ombro direito, na Trava de Segurança da Energia 3.
2. Coloque a mão esquerda sobre a virilha esquerda, na Trava de Segurança da Energia 15, e a mão direita sobre o arco do pé esquerdo, na Trava de Segurança da Energia 6. Ou coloque a mão direita sobre o ombro esquerdo, na Trava de Segurança da Energia 3.

"Um homem de sessenta e oito anos convalescia no hospital, depois de uma cirurgia de ambas as artérias femurais, que estavam totalmente bloqueadas.
Os dedões dos pés estavam totalmente pretos, e o pé estava vermelho-púrpura por falta prolongada de circulação. Os médicos estavam planejando amputar a perna esquerda na altura do joelho logo que ele se recuperasse adequadamente da cirurgia a que se submetera.

Fui chamada ao hospital, onde lhe apliquei tratamentos diários; depois que ele

foi liberado, fiz o mesmo em sua casa. Usei muitos fluxos do quinze. A cada dia eu observava a cor mudar.
Em resumo, o homem não perdeu nada, nem mesmo um dedo. Continuei aplicando Jin Shin Jyutsu, semanalmente, durante mais doze anos. Ele teve uma vida plena, cuidando de seu enorme jardim de rosas, jogando boliche, trabalhando como voluntário e tirando férias com sua mulher e sua família".

As quinze Travas de Segurança da Energia até aqui estudadas estão contidas na primeira e na segunda profundidades. Lembre-se, então, que quando abrimos essas TSE e as conservamos livres de obstruções, estamos ao mesmo tempo mantendo a primeira e a segunda profundidades em equilíbrio, ambas de suma importância.

CAPÍTULO CINCO

travas de segurança da energia: 16-26

No último capítulo estudamos as Travas de Segurança da Energia de 1 a 15, localizadas na primeira e na segunda profundidades. Agora voltaremos nossa atenção para as onze TSE restantes, contidas na terceira, quarta e quinta profundidades.

Os números são chaves para o fluxo da energia universal.

as TSE da terceira profundidade (16-22)

Trava de Segurança da Energia 16: Transformação

A Trava de Segurança da Energia 16 localiza-se na face externa do tornozelo, entre o osso do tornozelo e o calcanhar, (Ver Figura 5.1.) sendo oposta à Trava de Segurança da Energia 5. Quando a energia flui livremente pelas TSE 16, temos condições de fazer mudanças saudáveis e suaves em nossa vida. Por esse motivo, muitas vezes se diz que as TSE 16 "rompem velhas formas e estabelecem novas".

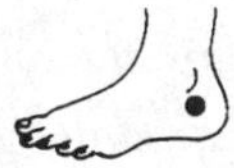

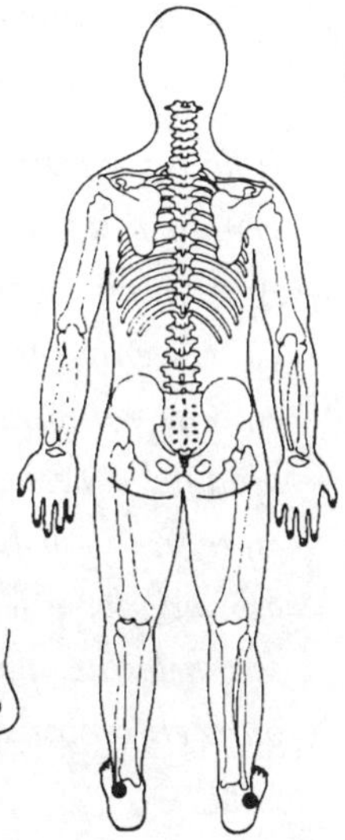

FIGURA 5.1

As TSE 16 harmonizam o sistema esquelético e ajudam a melhorar o tônus muscular. Elas são úteis também para ajudar nossas funções reprodutoras, favorecendo a eliminação e aliviando a tensão da cabeça e do pescoço. Se for difícil alcançar as TSE 16, você pode desobstruí-las utilizando as TSE 11 e 25 na seguinte seqüência:

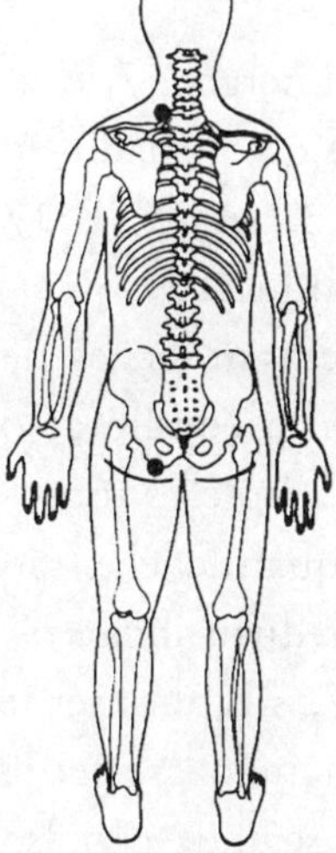

FIGURA 5.2

1. Coloque a mão direita sobre o ombro esquerdo, na Trava de Segurança da Energia 11, e a mão esquerda na nádega esquerda, na Trava de Segurança da Energia 25. (Ver Figura 5.2.)

2. Coloque a mão esquerda sobre o ombro direito, na Trava de Segurança da Energia 11, e a mão direita sobre a nádega direita, na Trava de Segurança da Energia 25.

"Quando iniciei, como profissional de Jin Shin Jyutsu, atendia, semanalmente uma senhora que sofria de torcicolo crônico. Um dia, ela chegou ao consultório visivelmente abalada. Disse-me que seu marido, advogado, havia perdido o emprego no dia anterior. Ela estava assustada com relação ao futuro – a possibilidade de perder a casa, reduzir sua qualidade de vida ou mesmo ter de se mudar.

Indecisa quanto ao melhor modo de proceder, meus pensamentos se dirigiram à Trava de Segurança da Energia 16. A dezesseis rompe velhas formas para dar lugar a novas. Certamente, as velhas formas de minha cliente reagir pareciam estar se rompendo. Lembrei-me, também, que as dezesseis ajudam o pescoço, por isso resolvi harmonizar essa TSE específica. No final da sessão, o desconforto no pescoço havia abrandado, e seu equilíbrio emocional também parecia estar restabelecido, pois ela comentou que se sentia mais preparada para enfrentar qualquer situação".

Trava de Segurança da Energia 17: Energia de Reprodução

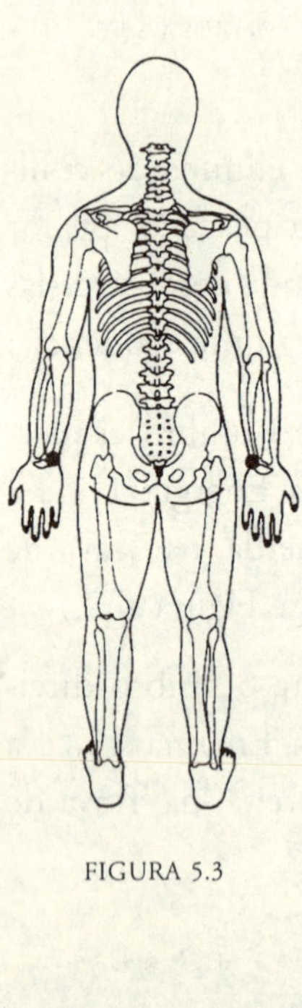

FIGURA 5.3

A Trava de Segurança da Energia 17 localiza-se na face externa dos pulsos, no lado do dedo mínimo. (Ver Figura 5.3.) As TSE 17 harmonizam a energia de reprodução.

As TSE 17 são eficazes em situações de emergência porque nos ajudam a equilibrar o sistema nervoso. O coração, o peito e os tornozelos também se beneficiam quando elas são abertas. Além disso, ajudam a reduzir inchaços.

Para conectar as TSE 17, simplesmente segure o pulso direito com a mão esquerda durante alguns minutos, e em seguida o pulso esquerdo com a mão direita. (Ver Figura 5.4.)

"Depois que minha mãe se submeteu a uma cirurgia ambulatorial, eu a levei para casa. Pouco após ajudá-la a entrar no banheiro, ouvi-a chamar-me agitadamente. Corri imediatamente e vi que ela estava quase desmaiando. Segurando-a, conectei suas TSE 17. Sempre que revia minhas anotações, eu pensava: 'Quem vai se lembrar de fazer isso numa emergência?' Entretanto, no momento em que precisei, eu me lembrei, e minha mãe voltou a si rapidamente".

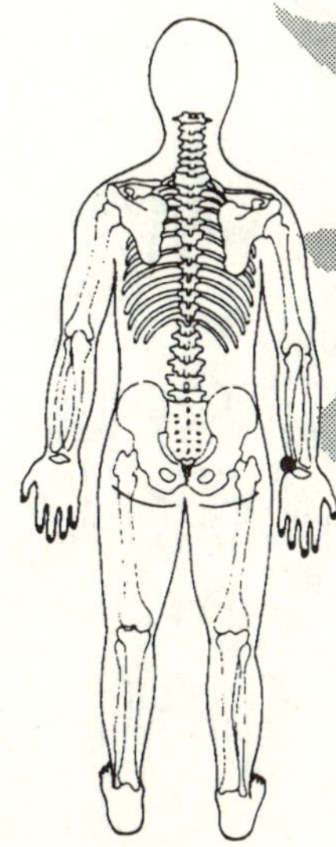

FIGURA 5.4

Trava de Segurança da Energia 18: Consciência do Corpo e Personalidade

A Trava de Segurança da Energia 18 está na base do polegar, no lado da palma. (Ver Figura 5.5.) As TSE 18 nos tornam conscientes do corpo físico e integram a personalidade com a forma física.

As TSE 18 harmonizam a caixa torácica e a parte posterior da cabeça. Elas também ajudam a eliminar distúrbios do sono.

Para conectar as TSE 18, segure a base do polegar direito com a mão esquerda durante alguns minutos. Depois, faça o mesmo com a outra mão: segure a base do polegar esquerdo com a mão direita.

Outra maneira eficaz de liberar as TSE 18 é fazer a conexão da TSE 25 e a TSE 3, como indicado a seguir:

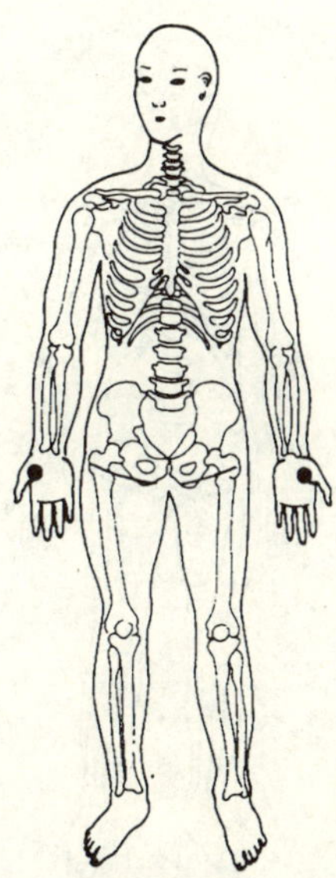

FIGURA 5.5

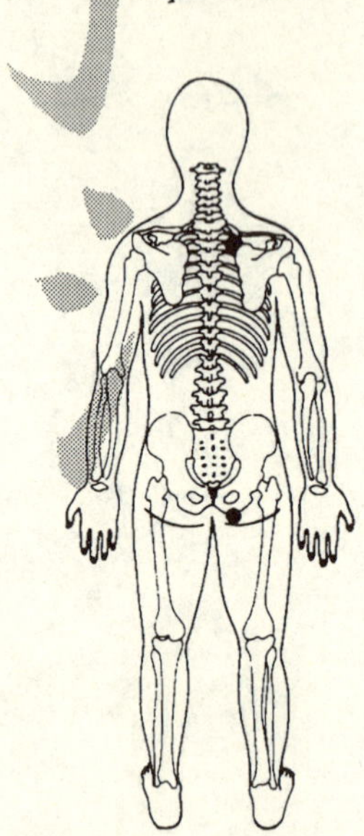

FIGURA 5.6

1. Coloque a mão direita sobre a Trava de Segurança da Energia 25, na nádega direita e mantenha a mão esquerda sobre o ombro direito, na Trava de Segurança da Energia 3 (Ver Figura 5.6.)
2. Conecte a nádega esquerda na Trava de Segurança da Energia 25, com a mão esquerda e mantenha a mão direita sobre o ombro esquerdo, na Trava de Segurança da Energia 3.

"Sempre que subo a uma altitude elevada, fico suscetível a dores de cabeça, o que me deixa incapacitada por um dia, pelo menos. Recentemente, uma amiga me ensinou a conectar-me à base dos meus polegares, na Trava de Segurança da Energia 18. Ela me disse que isso ajudaria a liberar a pressão que eu sentia na parte de trás da cabeça. Quando voltei às montanhas segui sua recomendação e fiquei agradavelmente surpresa com os resultados"!

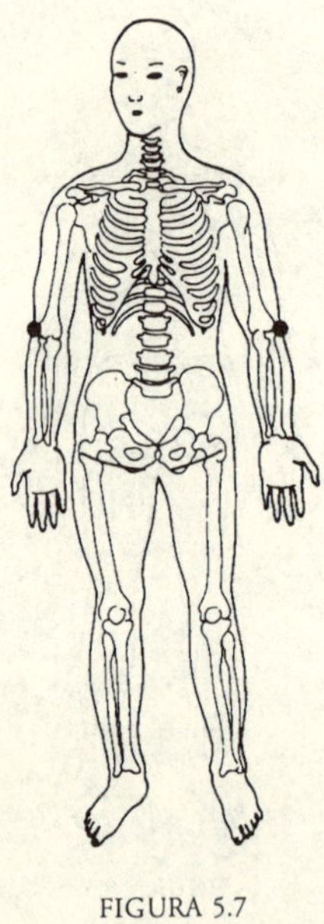

FIGURA 5.7

Trava de Segurança da Energia 19: Equilíbrio Perfeito

A Trava de Segurança da Energia 19 encontra-se na dobra dos cotovelos, no lado do polegar. (Ver Figura 5.7.) Ela está associada com a autoridade, com a liderança e com a capacidade de manter o equilíbrio em todas as situações. Como vimos anteriormente, a TSE 19 também pode ser aberta quando desejamos abrir a Trava de Segurança da Energia 9, que muitas vezes é difícil de ser alcançada.

As TSE 19 harmonizam a digestão, as costas, os pulmões e os seios. Elas também mantêm nossa condição física e são, portanto, úteis para revitalizar toda nossa energia.

Para conectar as TSE 19, coloque a mão direita na dobra do cotovelo esquerdo, na direção do polegar e a mão esquerda na dobra do cotovelo direito. Conectar as TSE 19 altas (na parte superior do braço), segurando simultaneamente as TSE 1 altas (na coxa oposta) oferece uma saída adicional para a energia liberada pelas TSE 19.

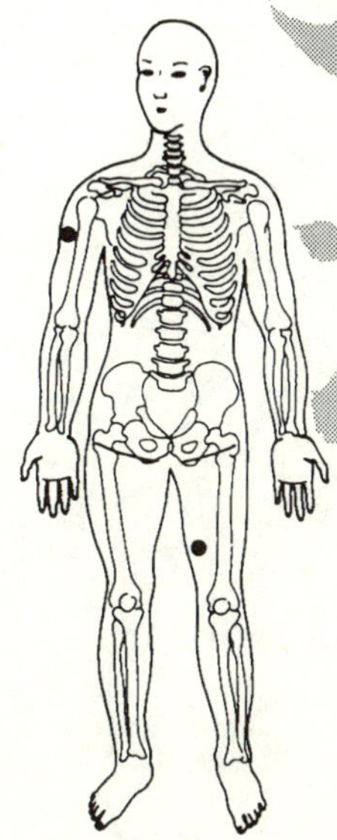

FIGURA 5.8

1. Conecte a parte superior do braço direito com a mão esquerda, e a coxa esquerda com a mão direita. (Ver Figura 5.8.)

2. Conecte a parte superior do braço esquerdo com a mão direita e a coxa direita com a mão esquerda.

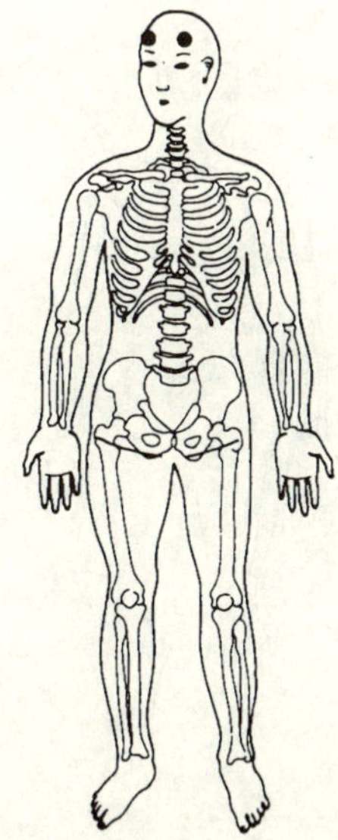

FIGURA 5.9

Trava de Segurança da Energia 20: Eternidade Perpétua

A Trava de Segurança da Energia 20 encontra-se na parte superior da testa, ligeiramente acima das sobrancelhas. (Ver Figura 5.9.) As TSE 20 unem a consciência pessoal com a mente universal, permitindo-nos assim vislumbrar a realidade infinita que denominamos de eternidade.

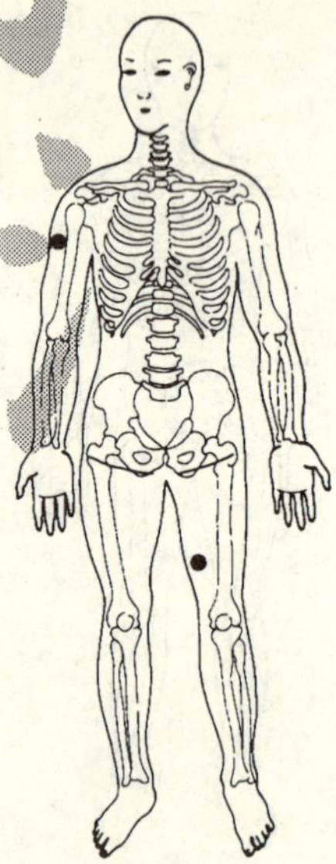

FIGURA 5.10

A abertura das TSE 20 harmoniza os ouvidos e os olhos. Além disso, ela aguça a atividade mental e restaura o equilíbrio.

Para abrir as TSE 20, coloque as mãos direita e esquerda sobre as respectivas travas de segurança da energia, mantendo-as por alguns minutos. Você pode, também, conectar a TSE 22 para liberar as TSE 20. A seqüência parte-superior-do-braço-e-da-coxa, recomendada para a TSE 19, também é bastante útil para a TSE 20.

1. Conecte a TSE 19 alta direita (na parte superior do braço) com a mão esquerda, e a TSE 1 esquerda alta (na coxa) com a mão direita. (Ver Figura 5.10.)
2. Conecte a TSE 19 alta esquerda (na parte superior do braço) com a mão direita e a TSE 1 alta direita (na coxa) com a mão esquerda.

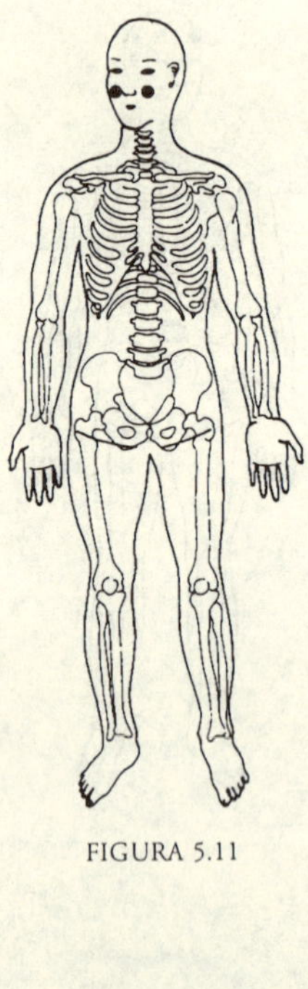

FIGURA 5.11

Trava de Segurança da Energia 21: Segurança Profunda e Escapar das Limitações Mentais

A Trava de Segurança da Energia 21 encontra-se na base dos ossos malares, em ambos os lados da face. (Ver Figura 5.11.) As TSE 21 liberam o peso do mundo, tanto mental como fisicamente.

As TSE 21 fortalecem o pensamento, restauram a energia e ajudam no equilíbrio dos problemas de peso (tanto no excesso como na falta de peso). Elas são boas também para a tontura e para o estresse.

Para abrir as TSE 21, basta colocar a mão diretamente na base de cada osso malar durante alguns minutos. O exercício sugerido para as TSE 19 e 20 também é bom para liberar possíveis acúmulos de energia na TSE 21.

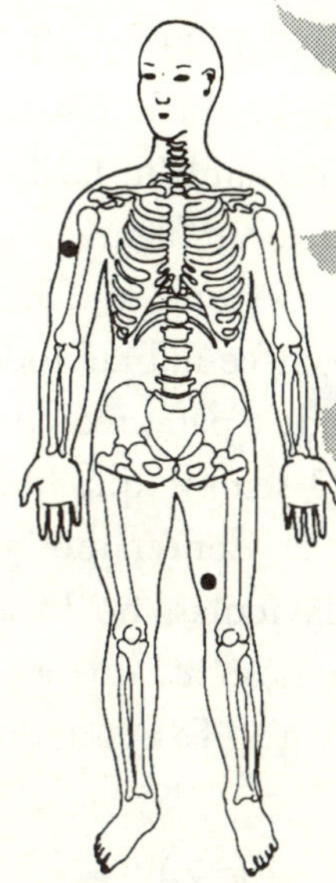

FIGURA 5.12

1. Conecte a TSE 19 alta direita (na parte superior do braço) com a mão esquerda, e a TSE 1 alta esquerda (na coxa) com a mão direita. (Ver Figura 5.12.)
2. Conecte a TSE 19 alta esquerda (na parte superior do braço) com a mão direita, e a TSE 1 alta direita (na coxa) com a mão esquerda.

"Um amigo meu achava que precisava perder peso rapidamente. Embora eu não o visse como alguém com excesso de peso, eu lhe disse que as TSE vinte e um são boas para projetos de peso. Durante algumas semanas, ele fez dieta e tocou as TSE vinte e um. O engraçado é que: como ele não precisava perder peso de fato, ele acabou ganhando algumas gramas! A capacidade das TSE vinte e um para equilibrar corretamente o peso do corpo fez com que ele não sofresse nenhuma alteração de peso significativa".

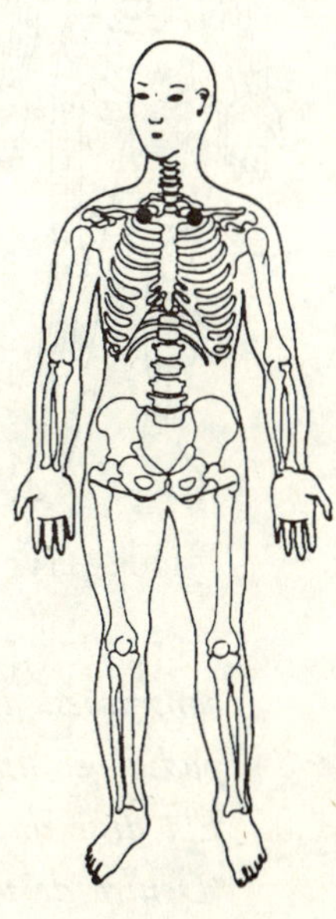

FIGURA 5.13

Trava de Segurança da Energia 22: Adaptação Completa

A Trava de Segurança da Energia 22 está localizada sob as clavículas. (Ver Figura 5.13.)

As TSE 22 equilibram e harmonizam os nossos pensamentos, propiciando-nos pensar mais objetiva e racionalmente, sem emoções ou apegos. Elas também facilitam nossa adaptação a novas situações e mudanças no meio ambiente – inclusive mudanças de clima e das estações.

Como as TSE 22 representam acabamento, conclusão, elas são úteis para equilibrar todo o ser. Elas também harmonizam as glândulas tireóide e paratireóide e ajudam a evitar derrames. Podemos conectar as TSE 22 sempre que houver estresse emocional ou desconforto digestivo.

Conectamos as TSE 22 colocando as mãos direita e esquerda sob as clavículas, no local da trava de segurança da energia, e mantendo a posição até que a tensão se dissolva. A seqüência de conexão usada para as três TSE anteriores também é recomendada para esta.

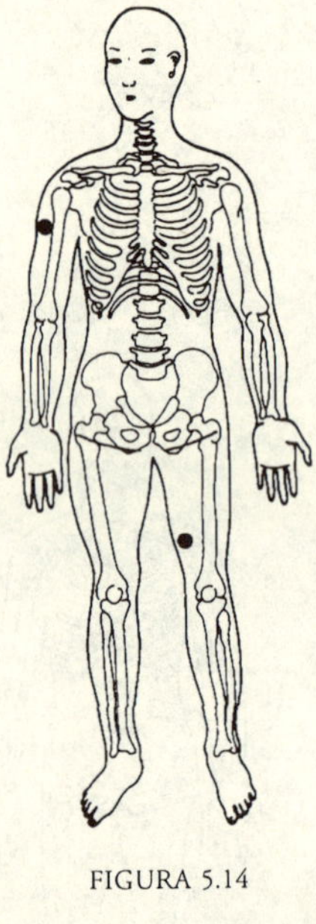

FIGURA 5.14

1. Conecte a TSE 19 alta direita do lado do polegar (na parte superior do braço) com a mão esquerda, e na TSE 1 alta esquerda (na coxa) com a mão direita. (Ver Figura 5.14.)
2. Conecte na TSE 19 alta esquerda (na parte superior do braço) com a mão direita, e a TSE 1 alta direita (na coxa) com a mão esquerda.

"Jinny e seu marido, Alex, pediram-me para estar presente quando ela desse à luz. Jinny já estava em trabalho de parto quinze horas antes de me chamarem. Cheguei por volta das nove e meia e apliquei-lhe Jin Shin Jyutsu. Durante a manhã, eu a tratei enquanto ela repousava deitada na cama. À tarde trabalhei com ela durante caminhadas pelo quarto, entre as contrações, andando ao seu lado. À medida que o tempo passava, eu podia ver uma expressão de preocupação no rosto da enfermeira. Ela disse que estava demorando muito e sussurrou em meu ouvido, 'Dentro de vinte minutos vou recomendar que o médico a examine, pois, é provável que haja necessidade de uma cirurgia'.

Diante da situação, tentei me lembrar de um fluxo que pudesse ser definitivamente eficaz. Lembrei-me de Mary dizendo-nos que a Trava de Segurança da Energia 22 era excelente para harmonizar o tórax (as TSE treze), o plexo solar (as TSE quatorze) e a região da virilha (as TSE quinze). Pensei: se estiverem alinhadas, elas funcionarão juntas e em harmonia abrindo o caminho para que a energia desça pela frente do corpo. Se isso acontecer, talvez a energia, ao descer, leve o bebê consigo. Assim sendo, fiquei atrás de Jinny e passando os braços sobre seus ombros, coloquei minha mão direita sob sua clavícula direita e a mão esquerda sob sua clavícula esquerda. E aconteceu exatamente o que eu havia imaginado: com a terceira expiração de Jinny, uma bela menininha veio ao mundo, calmamente, com os olhos bem abertos e admirados".

a TSE da quarta profundidade (23)

Entre as cinco primeiras profundidades, a quarta é peculiar, pois, abriga apenas uma trava de segurança da energia, a de número 23. Essa circunstância inusitada indica o importante papel da Trava de Segurança da Energia 23. Sua influência se estende sobre todo o nosso ser. Um dos principais sinais de sua força é sua localização – na altura dos rins e da região supra-renal. As supra-renais regulam a nossa reação de "luta-ou-fuga". Certamente, essa reação relaciona-se com a atitude predominante da quarta profundidade – o medo. Portanto, a TSE 23 pode ser um instrumento importante para nos ajudar a eliminar o medo.

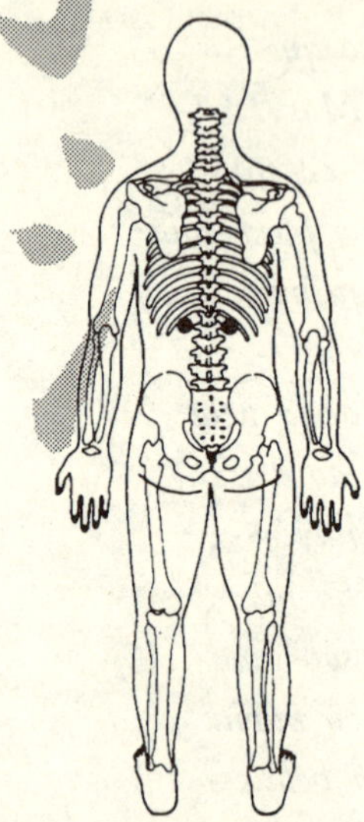

FIGURA 5.15

Trava de Segurança da Energia 23: Controladora do Destino Humano, Manutenção Adequada da Circulação

A Trava de Segurança da Energia 23 localiza-se logo acima da região lombar. (Ver Figura 5.15.) As TSE 23 são as controladoras do destino humano porque elas descarregam o medo – um obstáculo ao fluxo natural da vida.

As TSE 23 melhoram a circulação e a função das supra-renais. Elas também aliviam cólicas abdominais e reduzem os acessos de mau humor e irritação. Além disso, atuam em todas as formas de vícios, desarmonias do sistema circulatório, da função cerebral e da agilidade física.

Para conectar as TSE 23 coloque as mãos direita e esquerda um pouco acima da região lombar. Mantenha a posição durante alguns minutos, até que a tensão se desfaça. Se essa posição parecer um tanto estranha, harmonize as TSE 23 conectando a virilha, TSE 15, e o ombro, TSE 3.

1. Mantenha a mão direita sobre a virilha direita, na Trava de Segurança da Energia 15, e a mão esquerda sobre o ombro direito, na Trava de Segurança da Energia 3. (Ver Figura 5.16.)
2. Mantenha a mão esquerda sobre a virilha esquerda, na Trava de Segurança da Ener-

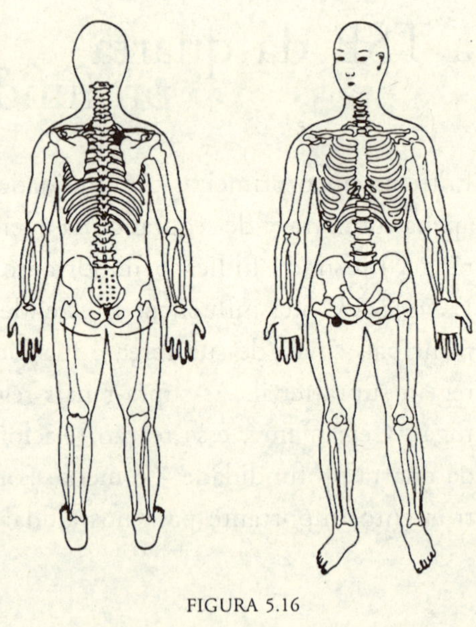

FIGURA 5.16

gia 15, e a mão direita sobre o ombro esquerdo, na Trava de Segurança da Energia 3.

"Eu estava no hospital com minha filha, Ida, que fora internada com problemas respiratórios bastante sérios. Tínhamos um companheiro de quarto, Danny, que passava a maior parte do dia chorando. Certo dia, Danny começou a gemer, seu choro soava mais angustiante que de costume. Imediatamente, sua cama foi cercada por seis ou sete profissionais. Eles ficaram ali discutindo sobre os exames que deviam solicitar, quando a voz de Danny se sobrepôs às deles, 'Meu estômago! Meu estômago!' Eu fui até ele e, sem uma palavra, toquei com a palma da mão as TSE 23 de Danny. Seus gemidos se transformaram num lamento, depois num sussurro, e por fim cessaram. Danny olhou-me diretamente nos olhos, e um leve sorriso percorreu seu rosto. Com a crise aparentemente superada, os funcionários deixaram o quarto. Mas um residente e uma enfermeira ficaram e perguntaram: 'O que você está fazendo?' Eu expliquei que relaxando a região lombar, podemos aliviar as tensões abdominais.

No dia seguinte, ao entrar no quarto, encontrei a mesma enfermeira sentada numa cadeira de balanço, com Danny no colo, e com a palma das mãos tocando as TSE 23 dele. Ele estava gemendo, mas pouco. 'É assim que se faz?' ela perguntou timidamente".

as TSE da quinta profundidade (24-26)

Trava de Segurança da Energia 24: Harmonizando o Caos

A Trava de Segurança da Energia 24 encontra-se mais ou menos na metade frontal do peito do pé, na lateral externa, entre o quarto e o

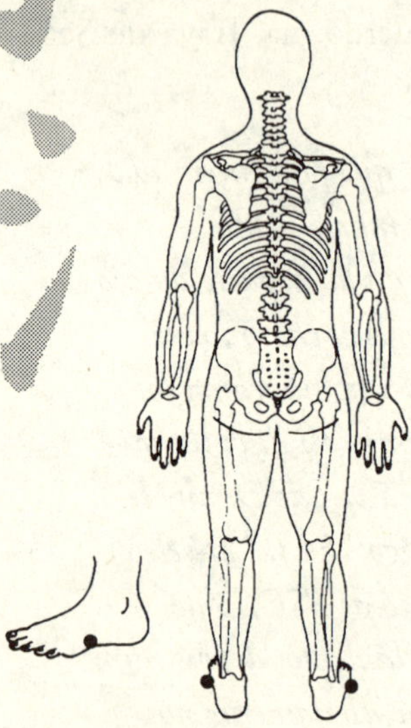

FIGURA 5.17

quinto dedos, oposta à TSE 6. (Ver Figura 5.17.) Conectamos a TSE 24 sempre que nos sentimos confusos ou transtornados. Ela promove a paz do espírito e do corpo, sendo por isso considerada a "pacificadora".

Por isso, as TSE 24 ajudam a eliminar as manifestações físicas de caos, como calafrios, além de serem eficazes na superação da teimosia e dos sentimentos de inveja ou vingança.

Para abrir a TSE 24, pode-se conectar as TSE 24 colocando as mãos diretamente sobre elas, ou tocar a TSE 26 simultaneamente com a virilha.

1. Com a mão esquerda, toque a borda externa direita da omoplata, próximo à axila, na Trava de Segurança da Energia 26. Coloque a mão direita sobre a virilha direita, na Trava de Segurança da Energia 15. (Ver Figura 5.18.)
2. Com a mão direita, toque a borda externa esquerda da omoplata, próximo à axila, na Trava de Segurança da Energia 26. Coloque a mão esquerda sobre a virilha esquerda, na Trava de Segurança da Energia 15.

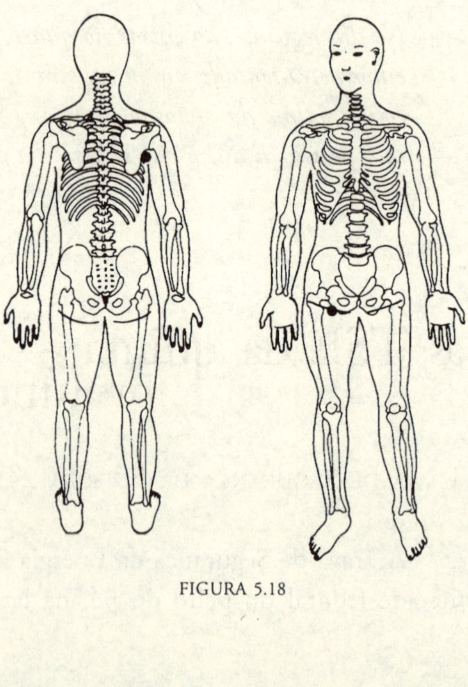

FIGURA 5.18

"No último mês de junho, eu participava de um seminário em Assis, na Itália. Um grupo de aproximadamente noventa pessoas viajava num confortável ônibus, visitando os lugares onde São Francisco havia estado. As meditações intensas e as estradas sinuosas da Toscana deixaram uma das integrantes do grupo muito enjoada. Ela disse (em italiano), 'Estou com náuseas e tremendo'. Pedi à pessoa sentada atrás dela que colocasse as mãos sobre as TSE 26 da senhora indisposta; eu mesma me ajoelhei à frente dela e conectei suas TSE vinte e quatro. Espantosamente, ela se recuperou em cerca de trinta segundos. Foi muito divertido e gratificante ajudar alguém tão rapidamente".

Trava de Segurança da Energia 25: Regenerando-se calmamente

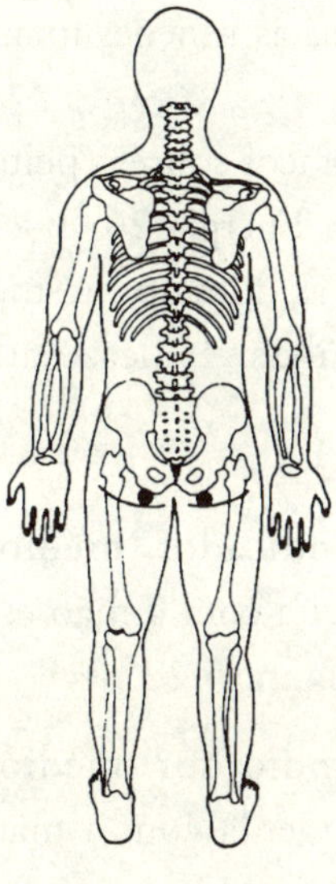

FIGURA 5.19

A Trava de Segurança da Energia 25, localizada no ísquio, é usada para aquietar, tranqüilizar e regenerar calmamente todas as funções do corpo. (Ver Figura 5.19.)

As TSE 25 nos deixam mais alertas e aumentam nossa energia e lucidez mental.

Para conectá-las, coloque a palma das mãos sobre a base do osso ísquio, nas nádegas, e mantenha-as nessa posição durante alguns minutos. Resultados semelhantes podem também ser alcançados conectando-se concomitantemente a TSE 3, como indicado:

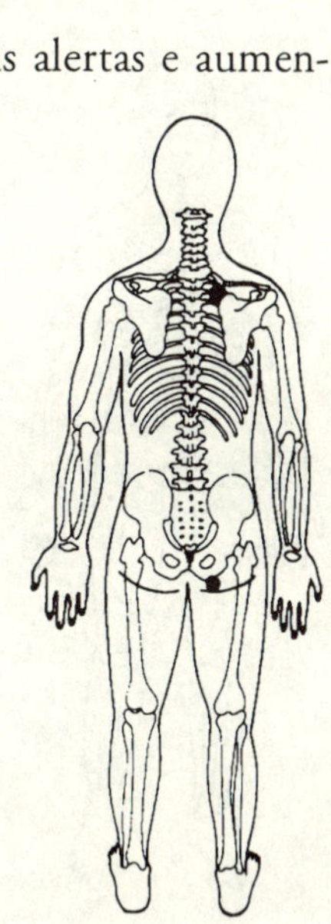

FIGURA 5.20

1. Segure a nádega do lado direito com a mão direita na Trava de Segurança da Energia 25 e coloque a mão esquerda sobre o ombro direito, na Trava de Segurança da Energia 3. (Ver Figura 5.20.)

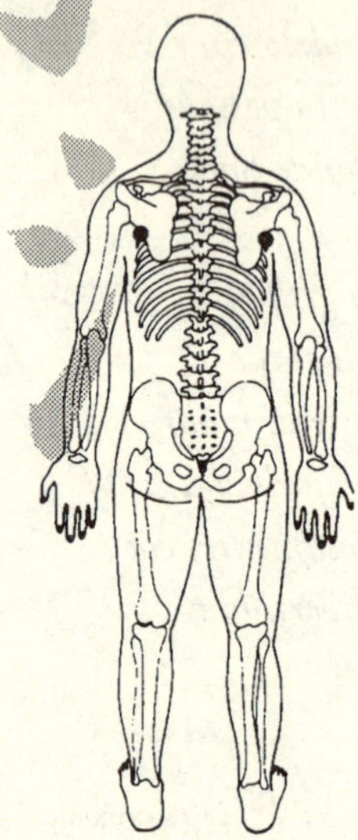

FIGURA 5.21

2. Segure a nádega do lado esquerdo com a mão esquerda na Trava de Segurança da Energia 25 e coloque a mão direita sobre o ombro esquerdo, na Trava de Segurança da Energia 3.

Trava de Segurança da Energia 26: O Diretor, Paz Total, Harmonia Total

Localizada na borda externa das omoplatas, perto da axila, a Trava de Segurança da Energia 26 significa "completo". Abrimos essa trava para harmonizar e fornecer energia vital para todo o ser. (Ver Figura 5.21.)

As TSE 26 recarregam todas as funções mentais e físicas com energia vital.

Tranqüilamente, cruze os braços sobre o peito e toque a Trava de Segurança da Energia 26. Você pode tocar uma de cada vez ou as duas ao mesmo tempo. O exercício seguinte também é eficaz para desobstruir a TSE 26:

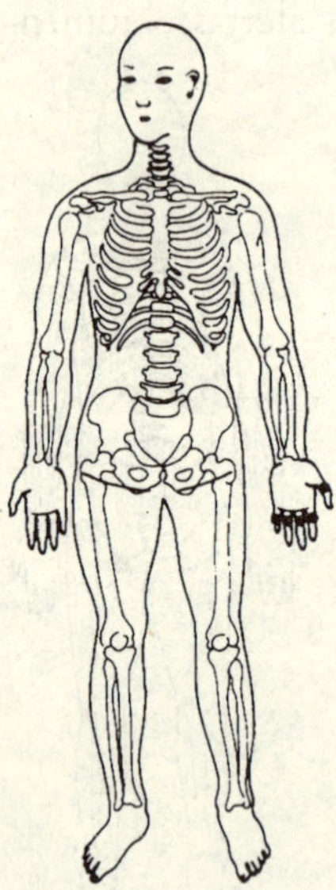

FIGURA 5.22

1. Segure os dedos polegar, indicador, médio, anular e mínimo da mão direita com a mão esquerda, um por um. (Ver Figura 5.22.)
2. Segure os dedos polegar, indicador, médio, anular e mínimo da mão esquerda com a mão direita, um por um.

Nunca é demais enfatizar a importância das trava de segurança da energia. À medida que você conhecer melhor sua localização, que tiver maior consciência do propósito que as orienta e que se sentir mais à vontade conectando-as, a confiança em sua habilidade de lidar com quase todo tipo de desarmonia aumentará proporcionalmente.

Cada uma das vinte e seis travas de segurança da energia representa uma área de alta concentração de energia. De modo geral, o estudo que acabamos de fazer salientou a analogia entre as TSE e os disjuntores* elétricos. Entretanto, elas também são áreas de alta condutividade localizadas ao longo do Fluxo dos Supervisores, que funcionam como junções energéticas para grande parte dos outros fluxos do corpo. No próximo capítulo, veremos com maior profundidade esses fluxos – conhecidos no Jin Shin Jyutsu como os doze fluxos de órgãos.

* Dispositivo destinado a desligar automaticamente um circuito elétrico sempre que ocorrer sobretensão de corrente (NC).

os fluxos dos órgãos

CAPÍTULO SEIS

A mecânica harmonizadora dos elementos.

Como vimos, os fluxos são como rios de energia que percorrem nosso corpo. Quando esses rios estão desobstruídos, a energia flui livremente, mas quando eles se tornam muito turbulentos ou estreitos, o movimento da energia fica prejudicado. Formam-se redemoinhos, e a energia se espalha pelas margens. Algumas áreas são inundadas desnecessariamente, impedindo assim que outras regiões tenham suas necessidades energéticas fundamentais supridas.

No Capítulo 3, ficamos conhecendo nossos três rios ancestrais de energia, os Fluxos da Trindade – o Fluxo Central Principal e os Fluxos Supervisores direito e esquerdo. Além desses três fluxos ancestrais, existem outros doze fluxos que também desempenham um papel fundamental na distribuição da energia vital para todas as partes do nosso ser. Neste capítulo, voltaremos nossa atenção para esses doze fluxos, conhecidos como fluxos dos órgãos.

Em seus estudos, Jiro Murai notou que existe uma relação singular entre cada um desses doze fluxos e um órgão específico. Embora cada fluxo seja conhecido pelo nome do órgão com o qual se relaciona, como o fluxo do fígado ou o fluxo da vesícula biliar, o fluxo inteiro e seu respectivo órgão formam um todo integrado e único. O fluxo não está separado do órgão. Pelo contrário, o órgão é a manifestação mais condensada do fluxo. Por essa razão, o nome apropriado de cada fluxo inclui as palavras *energia da função*, de modo que o fluxo do pulmão é conhecido como *Energia da Função do Pulmão*. Assim, o nome representa o fluxo todo, não apenas o órgão.

Cada fluxo tem um percurso específico ao longo do corpo. Ao completar esse trajeto, a energia não pára, continua seu movimento e se transforma em outro fluxo. Por exemplo, depois de percorrer o fluxo do fígado, a energia vital continua, e se torna o fluxo do pulmão; do fluxo do pulmão, a energia continua, e se transforma no fluxo do intestino grosso. Assim, existe um movimento contínuo de energia dentro do nosso corpo. Os doze fluxos de órgãos criam juntos um circuito único e singular de energia que flui constantemente por todo o corpo. A harmonia ou desarmonia desses doze fluxos é estudada pelos praticantes de Jin Shin Jyutsu "ouvindo" as doze pulsações nos pulsos (seis em cada um). (O estudo dessas pulsações ultrapassa os objetivos deste livro, mas elas são abordadas extensivamente nos cursos de Jin Shin Jyutsu.)

o caminho para a harmonia

O aparecimento de algumas desarmonias indica, também, a existência de bloqueios nos fluxos. Uma interrupção num determinado fluxo pode se manifestar como um sintoma em qualquer ponto do seu percurso. Como veremos em seguida, freqüentemente os fluxos são longos e intricados, o que significa que é possível ocorrer uma desarmonia longe do órgão com o qual se relaciona. Por exemplo, a Energia da Função do Baço começa na borda interna da unha do dedão do pé, e daí sobe pela perna até o abdome. Do abdome, o fluxo de energia vai até o baço, onde ele se divide em dois ramos distintos. Um ramo termina seu percurso na raiz da língua, onde a energia se dispersa, enquanto o outro sobe até o centro do peito e flui para o coração. (Ver Figura 6.7, p. 122.)

Esse exemplo ilustra que o fluxo do baço é essencial para a saúde e para a vitalidade de uma grande parte do corpo. Um desequilíbrio no fluxo do baço pode aparecer como desarmonia em qualquer área ao longo desse fluxo. Isso se aplica igualmente a todos os outros fluxos. Conhecendo as rotas dos fluxos, podemos entender a causa subjacente de um sintoma e como ela pode ser harmonizada. Podemos então usar as seqüências apropriadas do Jin Shin Jyutsu para reequilibrar o fluxo.

Além de fornecer a energia vital, cada fluxo de órgão individual tem ressonância com um aspecto específico de nossa consciência. Assim, o modo como a energia se desloca através desses percursos singulares afeta tanto nosso corpo físico como nosso ser mental e emocional. Da mesma forma, cada um dos doze fluxos de órgãos pode ser influenciado desfavoravelmente por uma das atitudes estudadas no Capítulo 2. Os fluxos do estômago e do baço, por exemplo, são afetados adversamente pela preocupação e pela ansiedade. A recíproca é verdadeira, pessoas profundamente otimistas, com grande capacidade de compreensão mantêm a harmonia desses fluxos com mais facilidade.

Como temos observado, o Jin Shin Jyutsu desenvolve uma compreensão das inter-relações entre os vários aspectos de nosso ser. Nesse sentido, conhecendo os doze fluxos orgânicos podemos chegar mais facilmente a uma compreensão profunda e muito específica de nossos biorritmos naturais. Cada fluxo recebe seu suprimento de energia de forma mais abundante durante um período específico de duas horas durante o dia. Do mesmo modo, pares correlatos de fluxos recebem sua energia vital com mais abundância durante uma determinada estação do ano. Às vezes, quando um fluxo de órgão está desarmonizado, podemos sentir algum sintoma físico, mental ou emocional — como cansaço, perda de lucidez ou o despertar de uma atitude em particular. Entretanto, quando sabemos o horário em que um fluxo de órgão recebe mais energia, temos uma percepção mais aguçada tanto da causa de um determinado desequilíbrio como dos meios pelos quais podemos restabelecer a harmonia.

Finalmente, como cada um dos doze fluxos de órgãos emerge de uma profundidade específica, podemos mantê-los em equilíbrio simplesmente segurando um determinado dedo. Ou, como veremos em seguida, podemos também equilibrar um fluxo específico conectando duas travas de segurança da energia situadas ao longo do seu trajeto.

os doze fluxos de órgãos

Apresentamos nesta seção a descrição do percurso de cada fluxo de órgão. Como alguns fluxos são um tanto complexos, incluímos algumas ilustrações. Além disso, a descrição inclui a hora do dia e a estação do ano em que o fluxo está mais energizado; a atitude relacionada com sua desarmonia; e o dedo e as travas de segurança da energia que podem ajudar-nos a harmonizá-lo. Ao ler essas descrições, lembre-se de que cada função de energia é composta de um fluxo direito e de um fluxo esquerdo, sendo um imagem reflexa do outro.

Observe também que, às vezes, há uma certa discrepância entre a descrição e as ilustrações de trajetos de energia específicos. Isto é bem claro no traçado de trajetos ao longo dos braços. Para evitar confusões desnecessárias, não esqueça que o ponto de referência original para esses diagramas é um corpo de pé, com os braços esticados acima da cabeça e com as palmas voltadas para frente e polegares direcionados para a linha central do corpo.

Portanto, para cima ou ascendente significa que o movimento da energia vai dos ombros para as mãos; descendente se refere ao movimento da energia dos dedos para os ombros.

Energia da Função do Pulmão

> O registro de todos os pensamentos,
> palavras e ações do homem
> passa dos pulmões para o sangue,
> que o conduz para ser semeado.

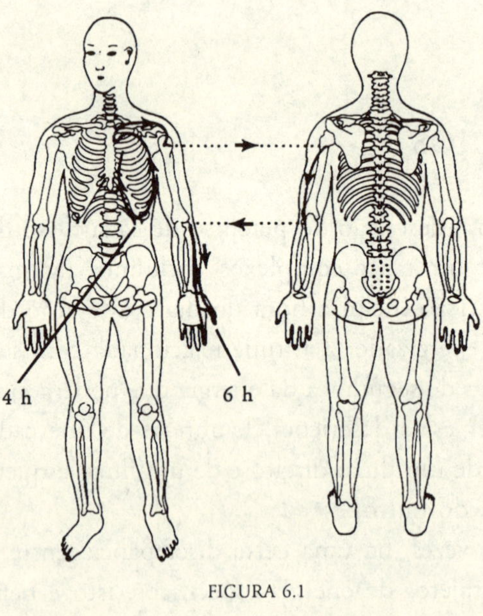

FIGURA 6.1

A Energia da Função do Pulmão nasce a partir da Energia da Função do Fígado no estômago, começando às 4 horas. (Ver Figura 6.1.)

No estômago, a energia do pulmão se mistura com os sucos digestivos, e então se divide em duas. O fluxo menor é enviado para a superfície externa do intestino grosso (não ilustrado). O fluxo maior passa pelo diafragma e daí vai para a área do pulmão.

Esse fluxo maior de energia circula pelos pulmões e converge na traquéia. De lá, ele flui até a projeção externa da omoplata (conhecida como acrômio). Do acrômio, ele vai até o ponto onde a parte frontal do ombro se articula com o braço, e daí se desloca ao longo da face externa do braço, depois de passar pela axila.

Depois de fluir ao longo da face externa do braço, o fluxo do pulmão se dirige para a face anterior do cotovelo. Daí, ele prossegue até um ponto a cerca de treze centímetros do pulso, onde a energia novamente se separa em dois fluxos distintos. O fluxo menor se desloca até a face interna da unha do polegar, onde ele circula pela unha antes de envolver o polegar. O fluxo maior vai até a borda interna da unha do indicador, onde se transforma na Energia da Função do Intestino Grosso. (Ver Figura 6.3.)

A Energia da Função do Pulmão completa seu padrão circulatório em duas horas. Seu período de pico de energia é entre as 4 e as 6 horas. Às 6 horas, a Energia da Função do Pulmão se torna Energia da Função do Intestino Grosso.

A estação em que o fluxo do pulmão recebe maior quantidade de energia é o outono.

A atitude associada à desarmonia do fluxo do pulmão é a tristeza.

Como Equilibrar o Fluxo do Pulmão

O fluxo do pulmão emerge da segunda profundidade. Como vimos no Capítulo 2, equilibramos a segunda profundidade conectando o dedo anular. Para equilibrar e harmonizar o fluxo do pulmão, segure o dedo anular.

Um método "rápido" para equilibrar a Energia da Função do Pulmão consiste em usar as travas de segurança da energia:

1. Coloque a mão esquerda na TSE 14 esquerda (na base anterior da caixa torácica). Ao mesmo tempo, coloque a mão direita na TSE 22 esquerda (sob a clavícula). (Ver Figura 6.2.)

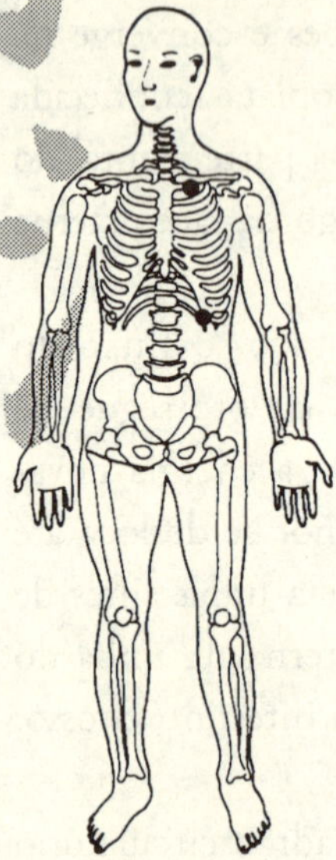

FIGURA 6.2

2. Coloque a mão direita na TSE 14 direita (na base anterior da caixa torácica). Ao mesmo tempo, coloque a mão esquerda na TSE 22 direita (sob a clavícula).

"Pete era funcionário dos Correios. Ele estava em licença de saúde devido à asma. Pete usava um balão de oxigênio, praticamente não conseguia mais caminhar e estava sem condições de dirigir seu carro.

Depois da primeira sessão de Jin Shin Jyutsu, quando recebeu um fluxo do pulmão, ele foi capaz de dar a volta no quarteirão. Duas semanas depois, ele foi ao deserto com sua família, uma viagem de mais ou menos duzentos e cinqüenta quilômetros por uma estrada de duas pistas que serpenteava as montanhas. Foi ele que dirigiu a viagem toda"!

Energia da Função do Intestino Grosso

> Tanto a mente
> como as entranhas
> precisam ser abertas.

A Energia da Função do Intestino Grosso começa no dedo indicador e sobe pela face posterior do braço. (Ver Figura 6.3.) Ela flui ao longo da parte anterior do ombro e em seguida

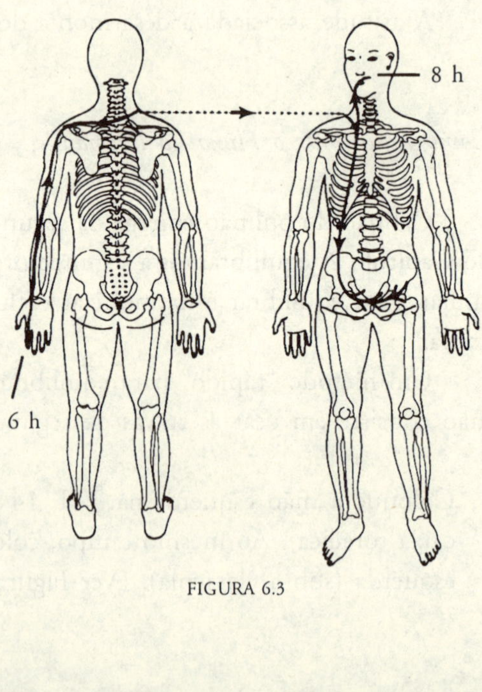

FIGURA 6.3

passa pela primeira vértebra torácica, localizada na parte superior das costas. Nesse ponto, as energias dos fluxos direito e esquerdo (lembre, eles são imagens reflexas um do outro, em cada lado do corpo) se encontram e se misturam por alguns instantes.

Depois do seu rápido encontro com o fluxo direito, o fluxo esquerdo contorna o lado direito do pescoço e desce para o lado direito do tórax. Emergindo para cima, vai dar no peito direito, onde ele se divide em duas partes.

Uma parte circula pelo pulmão direito e em seguida desce até o diafragma, num ponto muito próximo do umbigo. Ali, a energia descreve um semicírculo antes de dispersar-se pela região externa do intestino grosso.

A segunda parte sai do tórax direito e sobe, pelo lado direito da garganta, até a gengiva inferior direita. Continuando, ela contorna o lado direito do rosto, antes de passar entre o nariz e o lábio superior. Daí, ela se desloca para a esquerda até o osso malar esquerdo, onde se torna Energia da Função do Estômago.

Da parte superior da coluna, o fluxo direito realiza um percurso idêntico ao longo do lado oposto do corpo. Tanto o fluxo direito como o esquerdo do intestino grosso levam duas horas para completar seu trajeto. Seu período de pico ocorre entre as 6 e as 8 horas.

A estação em que o fluxo do intestino grosso recebe maior quantidade de energia é o outono.

A atitude associada à desarmonia do fluxo do intestino grosso é a tristeza ou o pesar.

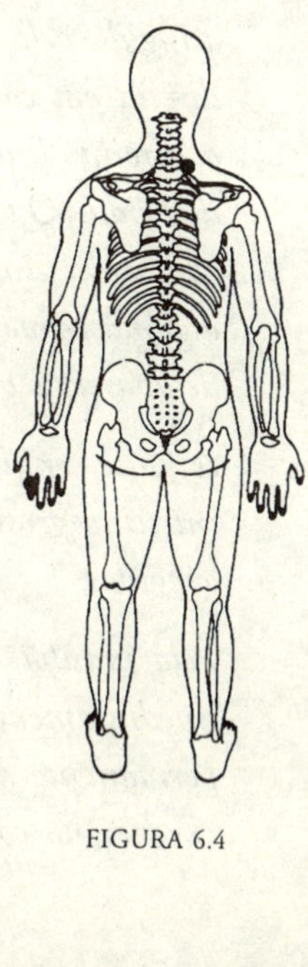

FIGURA 6.4

Como Equilibrar o Fluxo do Intestino Grosso

Considerando que o fluxo do intestino grosso nasce na segunda profundidade, você mesmo pode harmonizá-lo segurando o dedo anular.

Para ajudar outra pessoa a harmonizar esse fluxo, você pode usar a seguinte seqüência "rápida":

1. Coloque a mão esquerda na TSE 11 direita (na parte superior das costas, abaixo do ponto de junção do pescoço com os ombros). Ao mesmo tempo, segure o dedo indicador esquerdo com a mão direita. (Ver Figura 6.4.)
2. Coloque a mão direita na TSE 11 esquerda (na parte superior das costas, abaixo do ponto de junção do pescoço com os ombros). Ao mesmo tempo, segure o dedo indicador direito com a mão esquerda.

> *"Quando minha filha Danielle estava com quatro ou cinco anos, eu a inscrevi num curso de balé. Correndo pelo assoalho encerado do ginásio, minha garotinha caiu de rosto e bateu seu dente de leite no piso duro. Uma hora depois, ela chegou em casa e rompeu em lágrimas. O lábio superior estava inchado e sangrando. O choque empurrou o dente para dentro, possivelmente prejudicando seu incisivo permanente. A parte interna do lábio apresentava um corte no ponto atingido pelo dente. Tratei minha filha colocando minha mão direita em concha sobre o lábio, e sobrepondo a mão esquerda à direita. Procurei não tocar a região porque ela estava dolorida. Quando Danielle me disse que se sentia melhor, cantarolei uma melodia para distraí-la e apliquei na área algumas conexões extras. O inchaço diminuiu, a escoriação desapareceu e a cor voltou ao normal.*
>
> *À noite, enquanto ela dormia, apliquei-lhe o fluxo do intestino grosso, pois ele se relaciona com os maxilares e com as gengivas.*
>
> *Pela manhã, perguntaram-me por que eu não a levara imediatamente ao dentista, uma vez que um dente frontal permanente anterior requer cuidados imediatos. De fato, quando cheguei no consultório, o dentista ficou espantado. Ele queria saber o*

que havia acontecido com o hematoma e como a ferida tinha fechado tão rapidamente.

Examinando o raio-x, ele achou que, por precaução, o dente de leite devia ser extraído. Ele também me avisou que o sangue acumulado na área do dente permanente poderia fazer com que ele escurecesse.

Não extraímos nenhum dente. Continuamos ajudando o fluxo do intestino grosso no decorrer dos anos, e agora, aos quatorze anos, minha filha tem um incisivo absolutamente branco e muito bonito".

Energia da Função do Estômago

> A função do estômago representa a razão e a inteligência.

Depois de substituir a Energia da Função do Intestino Grosso, no osso malar, às 8 horas, a Energia da Função do Estômago sobe até um ponto intermediário entre as sobrancelhas. (Ver Figura 6.5.) Ali, os fluxos direito e esquerdo se encontram antes de seguir caminhos separados. O fluxo esquerdo se dirige para um ponto sob o olho direito. Daí, ele desce ao longo da linha da mandíbula e volta a um ponto logo acima da sobrancelha – à frente da orelha direita. Nesse ponto, a energia se desloca na direção dos olhos e desce até o acrômio (parte lateral externa da omoplata) esquerdo. No acrômio, o fluxo se separa em duas partes, a que nos referimos como A e B.

A parte A flui para dentro e vai diretamente ao estômago, onde ela volta a dividir-se nas partes 1 e 2. A parte 1 flui para o umbigo, e daí cruza até a coxa direita. Em seu percurso ao longo da face interna da coxa em direção à face externa do joelho, ela se encontra com o trajeto do fluxo B. A parte 2 esquerda, depois de deixar o estômago, passa pela vesícula biliar e pelo rim direito e entra na décima segunda vértebra torácica, onde se dispersa. (Por outro lado, a parte 2 direita passa pelo baço e pelo rim esquerdo, antes de se dispersar na décima segunda vértebra torácica.)

Em seu trajeto descendente desde o acrômio, o fluxo B esquerdo vai para o abdome. A uns três centímetros à esquerda do umbigo, ele flui para a virilha, onde se une ao fluxo l. Daí, ele desce pela face interna da coxa direita, até um ponto a uns oito centímetros acima do joelho, e passa diagonalmente pelo joelho. Na face externa do joelho, B se divide nas partes 3 e 4.

A parte 3 desce ao longo da face externa da perna direita e vai para o terceiro dedo. A 4 desce até a parte alta do peito do pé e se separa em duas partes. Uma dessas partes se dirige para o segundo dedo do pé, enquanto a outra flui até a face externa do dedão do pé, onde se torna a Energia da Função do Baço.

Exceção feita ao trajeto seguido por seu ramo 2, o fluxo direito do estômago segue um trajeto semelhante ao longo do lado oposto do corpo. O horário de pico para ambos os fluxos direito e esquerdo é entre as 8 e as 10 horas. Às 10 horas, a Energia da Função do Estômago se transforma em Energia da Função do Baço.

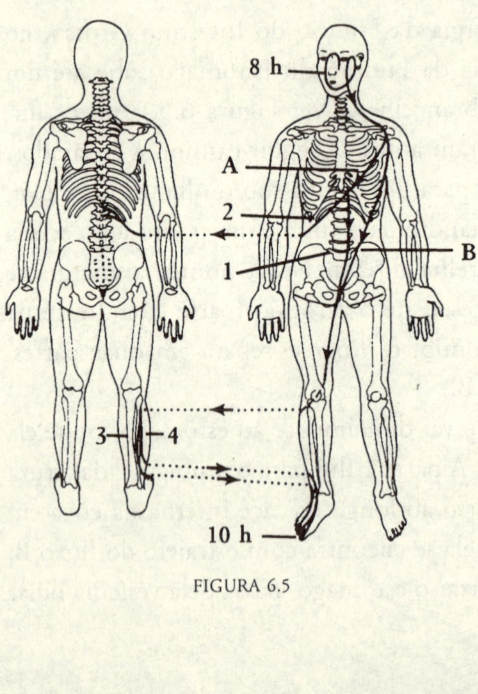

FIGURA 6.5

A estação de maior quantidade de energia para o fluxo do estômago é o período mais quente do verão.

A atitude relacionada com a desarmonia do fluxo do estômago é a preocupação.

Como Equilibrar o Fluxo do Estômago

O fluxo do estômago emerge da primeira profundidade. Assim, tudo o que você precisa fazer para equilibrá-lo é simplesmente segurar o polegar de cada mão por alguns minutos. Você também pode abrir a TSE 21 e a TSE 22, como segue:

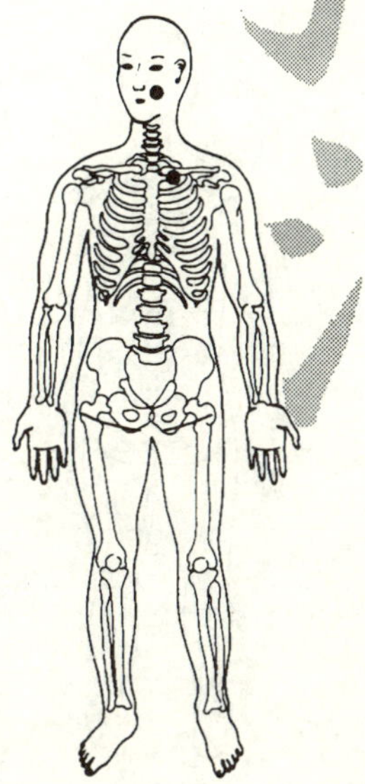

FIGURA 6.6

1. Coloque a mão direita sobre a TSE 21 esquerda (no lado inferior do osso malar). Ao mesmo tempo, conecte a TSE 22 esquerda (sob a clavícula) com a mão esquerda. (Ver Figura 6.6.)
2. Coloque a mão esquerda na TSE 21 direita (no lado inferior do osso molar). Ao mesmo tempo, conecte a TSE 22 direita (sob a clavícula) com a mão direita.

"Mat, meu filho mais velho, foi assaltado. A polícia prendeu o assaltante e Mat foi levado ao hospital. O raio-x mostrou que ele sofrera uma fratura de mandíbula, que exigia uma operação naquele mesmo dia. O primeiro telefonema de Mat foi para mim, pedindo-me Jin Shin Jyutsu. Cheguei ao hospital por volta das 11 horas. Durante cerca de seis horas, apliquei alguns fluxos, mas basicamente o fluxo do estômago. Enquanto isso, a médica adiou a cirurgia para o dia seguinte, porque ela queria avaliar a situação com um colega. No dia seguinte, ela chegou às 15 horas para examinar Mat, quando o encontrou melhor. Fui para casa às 18h30. Ao chegar em casa, havia uma mensagem da médica dizendo que ela voltara a ver Mat e lhe dera alta porque a cirurgia não era mais necessária! Que presente"!

Energia da Função do Baço

> O portal da energia solar.

Do dedão do pé (onde ela substituiu a Energia da Função do Estômago, às 10 horas), a Energia da Função do Baço segue em direção à face interna do tornozelo, passa pelo calcanhar e sobe pela face interna

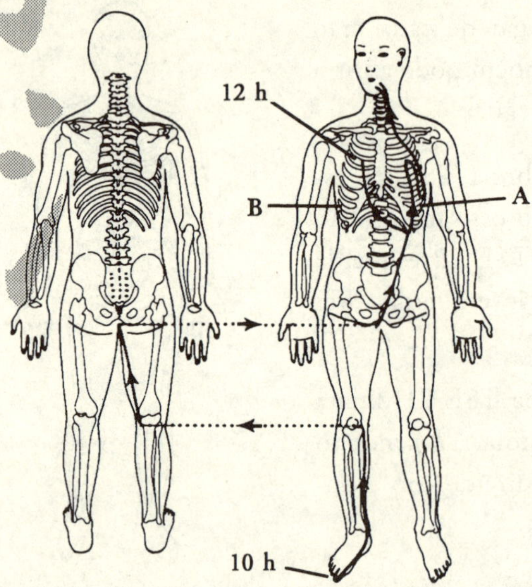

FIGURA 6.7

da perna. (Ver Figura 6.7.) Passando pela parte de trás do joelho, o fluxo continua subindo pela face interna da coxa até a virilha, onde ele cruza o abdome em direção ao lado oposto. Daí a energia prossegue até a nona costela, onde o fluxo se separa em duas partes, A e B.

A parte A vai até a terceira costela, e daí em direção à axila, antes de voltar a descer até a sétima costela. Na sétima costela, A volta-se em direção às costas, onde começa a subir em direção à garganta. Continuando, ela passa pela garganta e chega à raiz da língua, onde a energia se dispersa.

Enquanto isso, a parte B circulou pela superfície externa do estômago e subiu até o centro do peito, entrando no coração, onde se transformou em Energia da Função do Coração.

As horas de pico para o fluxo do baço estão entre 10 e 12 horas. Ao meio-dia, a Energia da Função do Baço se torna Energia da Função do Coração. Como o fluxo do estômago, o fluxo do baço recebe sua maior quantidade de energia no período mais quente do verão.

A atitude associada com a desarmonia do fluxo do baço é a preocupação.

Como Equilibrar o Fluxo do Baço

O fluxo do baço nasce na primeira profundidade. Para equilibrar o fluxo do baço e a primeira profundidade, segure o polegar.

Recomenda-se a seguinte seqüência "rápida" para equilibrar o fluxo do baço:

1. Coloque a mão direita sobre a TSE 5 direita (entre o osso do tornozelo e o calcanhar). Ao mesmo tempo, coloque a mão esquerda no cóccix. (Ver Figura 6.8.)
2. Coloque a mão esquerda sobre a TSE 5 esquerda (entre o osso do tornozelo e o calcanhar). Ao mesmo tempo, coloque a mão direita no cóccix.

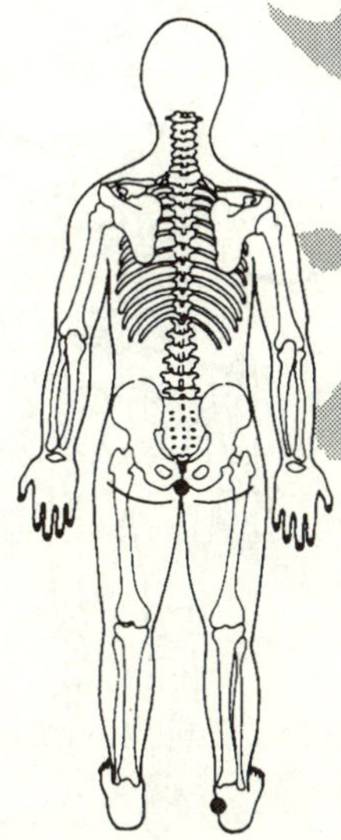

FIGURA 6.8

"Em 1980, eu estava viajando com uma namorada em Oaxaca, México, quando ingeri algum alimento ou água deteriorada. Fiquei muito doente, com náuseas, febre e fraqueza geral. Orientei minha namorada a usar o fluxo do baço em mim, uma vez que eu estava muito fraco para aplicá-lo em mim mesmo.

Na manhã seguinte, todos os sintomas haviam desaparecido, e eu estava pronto para continuar a viagem. Isso me mostrou realmente a grande eficácia do Jin Shin Jyutsu em situações de emergência. Durante a viagem, encontramos várias pessoas que haviam comido alimento estragado e que tiveram de ficar de cama de três a seis dias".

Energia da Função do Coração

> O corpo está no coração
>
> como o carvalho está em seu fruto.

Ao meio-dia, a Energia da Função do Baço se transforma em Energia da Função do Coração, e logo se divide em cinco ramos distintos – A, B, C, D e E. As cinco ramificações fluem pelas quatro saídas do coração. (Ver Figura 6.9.)

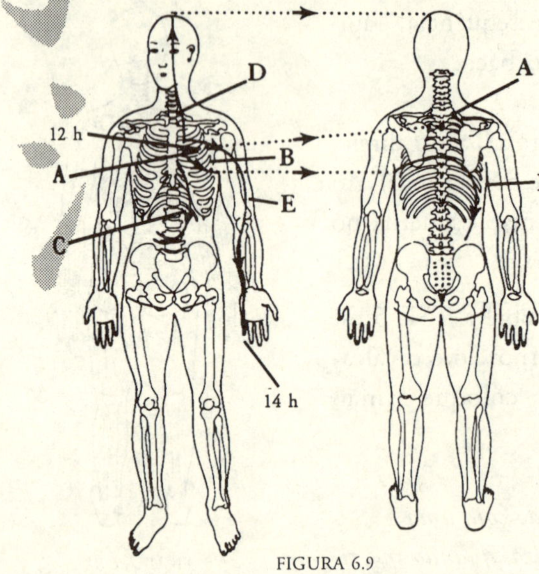

FIGURA 6.9

A parte A passa pela terceira vértebra torácica e daí vai para o peito.

A parte B desce pela região da axila em direção às costas. Passando pela sétima vértebra torácica, o B esquerdo segue até o rim direito, enquanto o B direito vai até o rim esquerdo.

A parte C flui pela saída inferior do coração, passa pelo diafragma e chega numa área a uns três centímetros acima do umbigo. Daí, prossegue até o intestino delgado.

Da terceira costela anterior, a parte D sobe até a garganta, passa pelos olhos e entra no cérebro.

A parte E sobe através do peito. O lado esquerdo do ramo E vai para o pulmão esquerdo; o lado direito, para o pulmão direito. Daí, ambos os ramos circulam pela traquéia antes de continuarem ao longo da axila em seu respectivo lado. Da axila, o ramo E esquerdo vai para o braço esquerdo; o ramo E direito, para o braço direito. Desse ponto, a energia prossegue ao longo da face anterior de cada braço, passa pelo cotovelo e chega na borda interna da unha do dedo mínimo. Ali a Energia da Função do Coração se torna Energia da Função do Intestino Delgado.

O horário de pico diário para o fluxo do coração é do meio-dia até as 14 horas. A estação em que a energia do coração é mais elevada é o verão.

Pretensão (ou tentar) é a atitude associada com a desarmonia do fluxo do coração.

Como Harmonizar o Fluxo do Coração

O fluxo do coração nasce na quinta profundidade. Por isso, você pode harmonizá-lo equilibrando essa profundidade, o que pode ser facilitado segurando o dedo mínimo.

A seguinte seqüência "rápida", fácil de usar, também é recomendada para a Energia da Função do Coração:

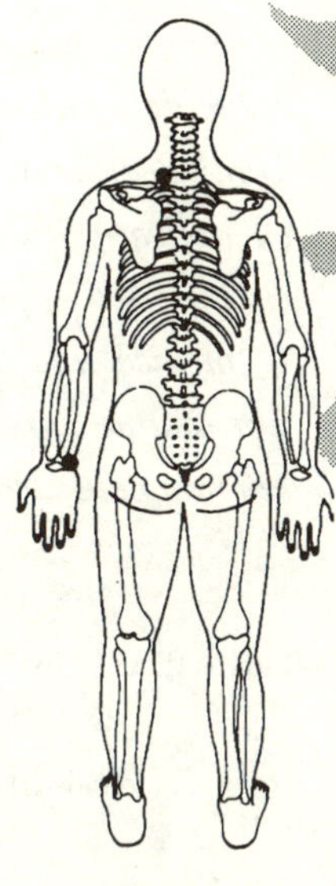

FIGURA 6.10

1. Coloque a mão esquerda sobre a TSE 11 esquerda (na parte superior das costas, no ponto de junção do pescoço com os ombros). Ao mesmo tempo, coloque a mão direita sobre a TSE 17 esquerda (na face externa do pulso, na direção do dedo mínimo). (Ver Figura 6.10.)
2. Coloque a mão direita sobre a TSE 11 direita (na parte superior das costas, no ponto de junção do pescoço com os ombros). Ao mesmo tempo, coloque a mão esquerda sobre a TSE 17 direita (na face externa do pulso, na direção do dedo mínimo.)

"Minha mãe teve um ataque cardíaco em fevereiro passado; meu pai também passara pela mesma situação exatamente um ano antes. De qualquer modo, quando eu dizia a meu pai que segurasse seu dedo mínimo, ela ouvia. Essa é praticamente uma das únicas coisas que mamãe sabe sobre Jin Shin Jyutsu, mas ela segurou seu dedinho durante todo o trajeto até o hospital, e sabemos que esse dedo salvou sua vida. Os médicos disseram à minha cunhada, que é enfermeira-chefe da UTI, que o eletrocardiograma revelava um ataque cardíaco extenso – fulminante. Mas não! Logo que cheguei no hospital naquela noite, apliquei-lhe Jin Shin Jyutsu; repeti as conexões na manhã seguinte e à noite. No dia seguinte, os médicos chegaram

esperando encontrar uma insuficiência irreversível no ventrículo esquerdo, mas se depararam apenas com um bloqueio minúsculo. Uau! Realmente, a mesma coisa havia acontecido com meu pai – eu aplicara Jin Shin Jyutsu três vezes antes de seu teste ergométrico – para avaliar o quanto o coração havia sido lesado. O médico não podia acreditar – não havia um sinal sequer de um ataque cardíaco. Não é preciso dizer, minha mãe e meu pai adoram seus dedos mindinhos e os seguram todos os dias".

Energia da Função do Intestino Delgado

> O veículo da iluminação.

Às 14 horas, a Energia da Função do Intestino Delgado se desloca da borda interna da unha do dedo mínimo para a borda externa da mesma unha; daí ela prossegue e, passando pela face externa do cotovelo, sobe até a parte posterior do ombro. (Ver Figura 6.11.)

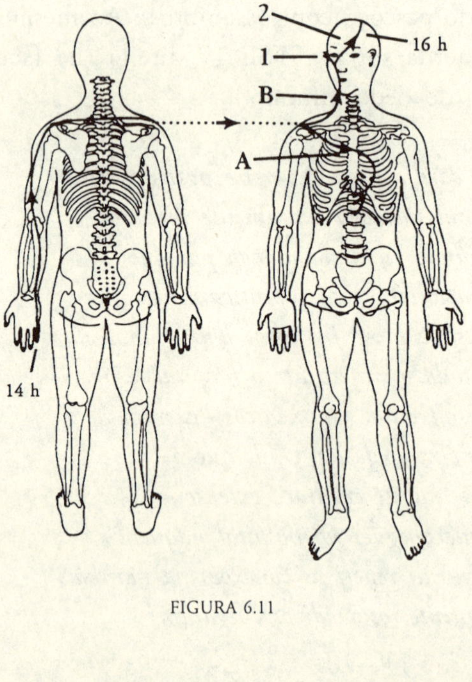

FIGURA 6.11

Na parte superior das costas, os fluxos direito e esquerdo se misturam na primeira vértebra torácica. Daí, o fluxo esquerdo do intestino delgado contorna o lado direito do pescoço e desce para o ombro direito, até a frente da articulação do braço. Ali, ele se separa em duas partes, A e B.

A parte A flui até o tórax, e em seguida se desloca diagonalmente até o coração. Do coração, ele vai para o estômago e se dispersa.

A parte B sobe até o osso malar direito e se separa em duas partes, 1 e 2. A parte 1 se desloca por baixo do olho direito até a orelha direita. A parte 2 sobe até a testa, acima do centro da sobrancelha esquerda, onde se torna Energia da Função da Bexiga, às 16 horas.

O fluxo direito segue um caminho idêntico, mas pelo lado oposto do corpo. As horas de pico da Energia da Função do Intestino Delgado situam-se entre as 14 e as 16 horas. A estação em que o fluxo do intestino delgado recebe a maior quantidade de energia é o verão.

A atitude relacionada com a desarmonia no fluxo do intestino delgado é a pretensão ou o tentar.

Para Equilibrar o Fluxo do Intestino Delgado

É a quinta profundidade que dá origem ao fluxo do intestino delgado. Para equilibrar a quinta profundidade e o intestino delgado, segure o dedo mínimo de ambas as mãos. Ou use a seguinte seqüência de TSE:

1. Coloque a mão esquerda sobre a TSE 11 esquerda (na parte superior das costas, no ponto de junção do pescoço com os ombros). Ao mesmo tempo, coloque a mão direita sobre a TSE 13 direita (na parte anterior da caixa torácica, junto à terceira costela). (Ver Figura 6.12.)
2. Coloque a mão direita sobre a TSE 11 direita (na parte superior das costas, no ponto de junção do pescoço com os ombros). Ao mesmo tempo,

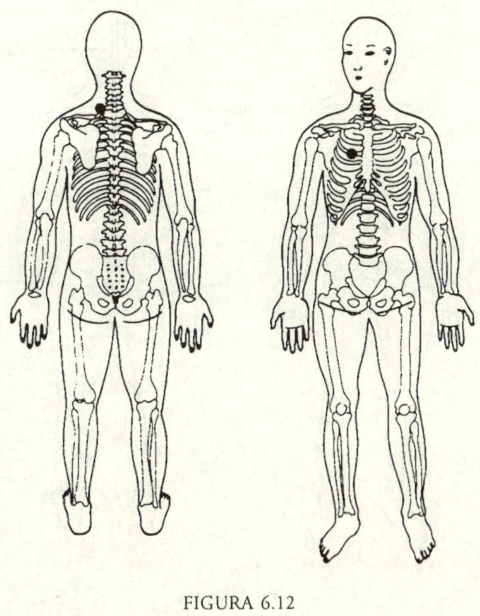

FIGURA 6.12

coloque a mão esquerda sobre a TSE 13 esquerda (na parte anterior da caixa torácica, junto à terceira costela).

"Meu filho, Sasha, de 16 anos, trabalha como palhaço profissional em festas de aniversário de crianças. Ele faz um espetáculo de mágica, de trinta minutos, diante de um público de dez a quarenta pessoas; em seguida, ele pinta o rosto das crianças e faz para elas animais de balão.

Ele começou essa atividade com quatorze anos, apenas. Em geral, alguns dias antes das festas ele começava a ficar nervoso. Ele era um adolescente fazendo um trabalho normalmente realizado por adultos, e tenho certeza de que isso exercia muita pressão sobre ele.

Como ele ficava 'pré-tenso', como diz Mary – tenso antes do evento propriamente dito – eu tratei sua quinta profundidade e usei o fluxo do intestino delgado várias vezes. No domingo, depois da festa, ele disse, 'Mamãe, essa foi a primeira vez que não fiquei nervoso antes da apresentação. Foi ótimo'".

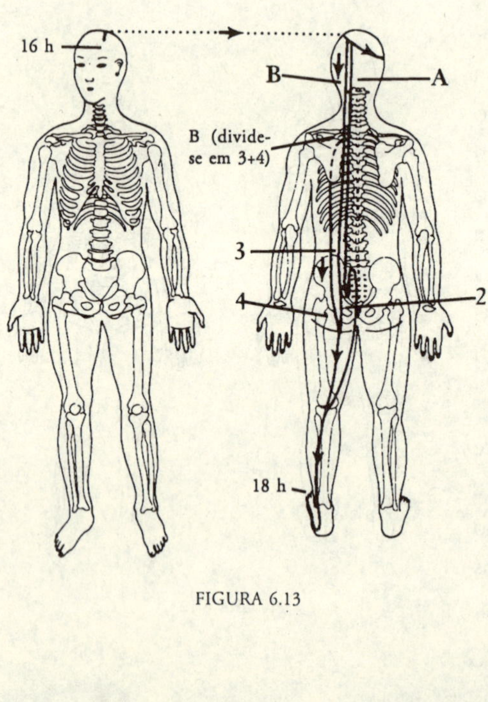

FIGURA 6.13

Energia da Função da Bexiga

> Leva embora nossas lágrimas e medos.

Às 16 horas, partindo da testa, a Energia da Função da Bexiga sobe diagonalmente até o centro do topo da cabeça. (Ver Figura 6.13.) Ali, os fluxos direito e esquerdo da bexiga se cruzam rapidamente. Pouco depois, ambos os fluxos se dividem em duas partes: uma parte flui para o lobo da orelha e se dispersa; a outra flui para a área do cérebro. Ao emergir do cérebro, ela novamente se divide em duas partes distintas, A e B.

Deslocando-se a uma distância de dois centímetros e meio ao lado da coluna vertebral, a parte A desce até o cóccix. Daí, ela flui para a bexiga, onde, ao fluir para dentro e subir, ela se separa em duas partes, 1 e 2.

A parte 1 sobe até o rim, em seguida desce até a bexiga, e volta a subir mais uma vez (não ilustrado).

A parte 2 segue o osso do quadril e emerge no lado do cóccix, atrás do reto. Daí, ela desce até a parte de trás do joelho e se mistura com a parte 4, descrita abaixo.

Enquanto isso, depois de se separar da parte A, a parte B segue seu trajeto até a face posterior do ombro, onde se separa em duas partes (3 e 4).

A parte 3 desce, seguindo uma rota situada a uns três centímetros e meio ao lado da coluna vertebral, até o ísquio.

A parte 4 também desce por um trajeto a uns sete centímetros e meio de distância da coluna. Ela também vai até o ísquio, onde se junta à parte 3. Do ísquio, 4 desce até a parte posterior do joelho e se mistura com 2. Daí, ela continua descendo pela face externa da perna, passa pelo tornozelo e vai terminar na extremidade externa do quinto dedo do pé. No quinto dedo do pé, a parte 4 da Energia da Função da Bexiga se transforma em Energia da Função do Rim.

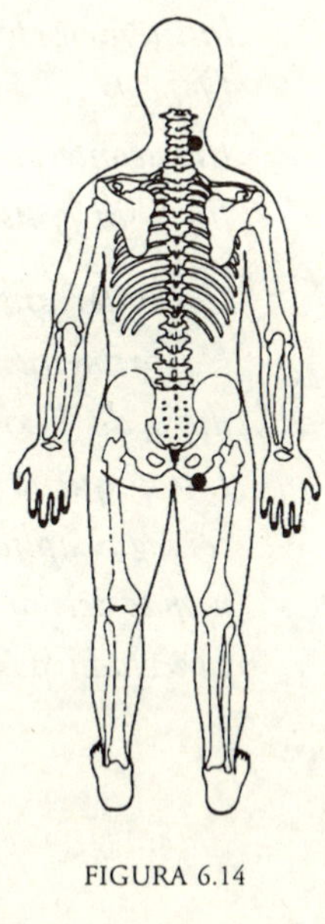

FIGURA 6.14

O período de pico da Energia da Função da Bexiga está entre as 16 e as 18 horas. O fluxo da bexiga recebe sua maior abundância de energia no inverno.

A atitude associada com a desarmonia do fluxo da bexiga é o medo (fear - *F*alsa *E*vidência de *A*parência *R*eal).

Como Equilibrar o Fluxo da Bexiga

O fluxo da bexiga está relacionado com a quarta profundidade e é harmonizado segurando o dedo indicador de ambas as mãos ou aplicando a seguinte seqüência "rápida":

1. Coloque a mão esquerda sobre a TSE 12 direita (atrás do pescoço, a meia distância entre o crânio e os ombros). Ao mesmo tempo, use a mão direita para conectar a TSE 25 direita (no ísquio). (Ver Figura 6.14.)

2. Coloque a mão direita sobre a TSE 12 esquerda (atrás do pescoço, a meia distância entre o crânio e os ombros). Ao mesmo tempo, use a mão esquerda para conectar a TSE 25 esquerda (no ísquio).

> *"Uma amiga telefonou para me dizer que finalmente conseguira convencer o filho e a nora a me trazerem seu filho de oito meses para uma consulta. A criança estava com cirurgia marcada para desobstruir seu canal lacrimal. Minha amiga sabia que os pais da criança estavam fazendo isso só para agradá-la, mas me pediu insistentemente que eu fizesse alguma coisa; ela não suportava a idéia de ver uma criança tão pequena passar por uma cirurgia. Isso aconteceu quando eu mal estava começando a estudar o Jin Shin Jyutsu.*
>
> *Consultei ansiosamente meus livros para ver que fluxo usaria. Na primeira linha da página que continha a explicação do fluxo da bexiga estava 'canal lacrimal fechado'. Esse pequeno de oito meses foi um belo desafio, mas eu consegui aplicar o fluxo da bexiga. Depois da segunda sessão, a mãe telefonou e disse que a cirurgia havia sido cancelada porque o canal se abrira".*

Energia da Função do Rim

> A essência da vida para o desenvolvimento individual.

Às 18 horas, partindo da face externa do quinto dedo do pé, a Energia da Função do Rim flui diagonalmente pela sola do pé. (Ver Figura 6.15.) Passando por baixo do calcanhar, ela sobe pela face interna da perna, chega até a face interna da virilha e daí continua até o reto.

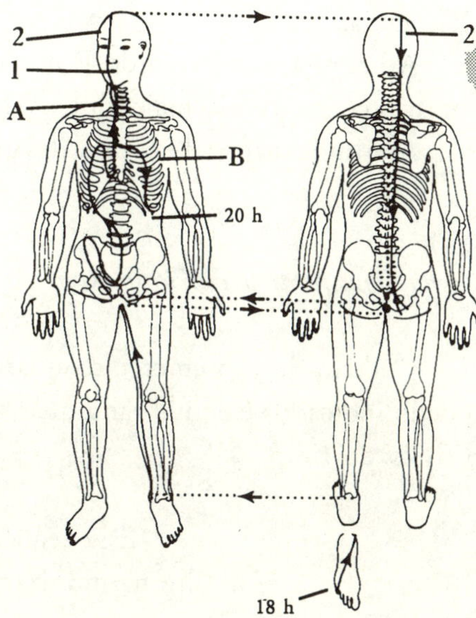

FIGURA 6.15

Do reto, o fluxo cruza até o lado oposto do cóccix, deslocando-se da parte posterior até a anterior do órgão reprodutor. Prosseguindo, a energia percorre o osso púbico até o baixo-ventre e daí até o umbigo. Ao deixar o umbigo, ele continua até o rim. O fluxo do rim esquerdo vai para o rim direito, enquanto o fluxo direito se dirige para o rim esquerdo.

De um rim e de outro, o fluxo desce para a bexiga, subindo em seguida até a oitava costela e daí entrando no fígado. Depois de passar pelo fígado, ele prossegue até a extremidade inferior do estômago (piloro), sobe até a quarta costela e chega no pulmão, onde se divide em duas partes, A e B.

A parte A sobe pela garganta e chega à raiz da língua, onde o fluxo volta a se separar em duas partes, 1 e 2. A parte 1 se dispersa na raiz da língua. A parte 2 sobe pelo lado do nariz até a testa, antes de descer pela parte posterior da cabeça. Daí ela continua descendo, seguindo um trajeto em torno de três centímetros e meio de distância da coluna vertebral. Finalmente, a parte 2 emerge na parte anterior da virilha, onde se dissipa.

A parte B se desloca do pulmão até a porção anterior da terceira costela e daí até o coração. A energia passa pela parte inferior do coração e entra no diafragma, onde se transforma em Energia da Função do Diafragma.

A Energia da Função do Rim alcança seu ápice entre as 18 e as 20 horas. Sua estação de maior intensidade energética é o inverno.

A atitude associada com a desarmonia do fluxo do rim é o medo.

Como Equilibrar o Fluxo do Rim

O fluxo do rim emerge da quarta profundidade. Por isso, conectar o dedo indicador e equilibrar a quarta profundidade ajudam a equilibrar o fluxo do rim.

Essa seqüência "rápida" também nos possibilita harmonizar diretamente o fluxo do rim:

1. Toque o quinto dedo do pé esquerdo com a mão direita. Coloque a mão esquerda sobre o osso púbico. (Ver Figura 6.16.)
2. Toque o quinto dedo do pé direito com a mão esquerda. Coloque a mão direita sobre o osso púbico.

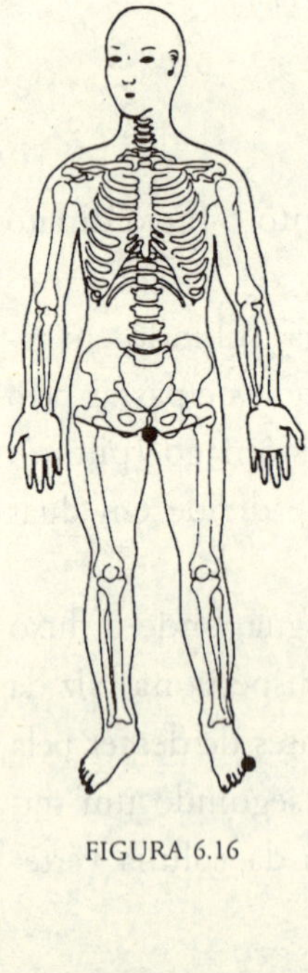

FIGURA 6.16

"O esôfago de meu colega de quarto estreitava-se periodicamente. Quando criança, Randy havia engolido uma solução cáustica. Apesar de ele ter vomitado quase imediatamente, a solução provocou uma contração do esôfago, deixando esse órgão com uma abertura pequena - até uma aspirina

precisava ser mastigada para ser engolida. Randy me disse que a cada cinco anos, ou em torno disso, seu esôfago fechava completamente. E um dia, isso começou a acontecer realmente. Randy não quis ir ao hospital em busca de socorro, porque a solução para abrir o esôfago era 'socar' através da passagem um tubo flexível cheio de medicação. Em vez disso, ele me pediu que lhe aplicasse Jin Shin Jyutsu. Usei o fluxo do rim porque li num dos textos que sua desarmonia pode resultar em 'inchaço que se desenvolve na parte superior do esôfago'. Ficamos ambos aliviados quando Randy, depois de receber Jin Shin Jyutsu, levantou, foi até a pia, encheu um copo com água e conseguiu bebê-lo. Seu esôfago estava aberto"!

Energia da Função do Diafragma

> A fonte da própria vida.

Às 20 horas, a Energia da Função do Diafragma sai do diafragma e entra no coração. (Ver Figura 6.17.) Saindo do coração, ela vai para trás da terceira costela, onde se separa em duas partes, A e B.

A parte A desce e circunda o estômago antes de continuar sua descida para uma área a uns três centímetros abaixo do umbigo. Ali ela se dissipa no intestino delgado.

A parte B emerge da terceira costela, ao lado do peito. Daí, ela passa debaixo do braço e sobe pela face anterior do braço. Desse ponto, ela segue um trajeto desde a face externa do cotovelo até o centro da face anterior do cotovelo, continuando então até o centro da palma. Ali ela se separa em duas partes, 1 e 2.

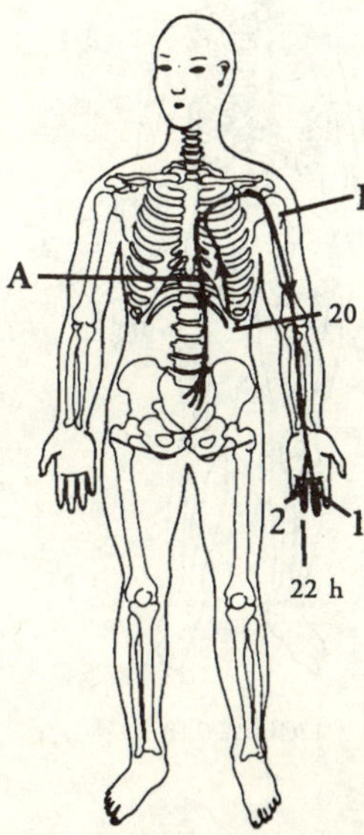

FIGURA 6.17

A parte 1 flui até a ponta do dedo médio. A parte 2 flui até a face interna do dedo anular e contorna a ponta da unha antes de se transformar em Energia da Função do Umbigo.

O período de pico para a Energia da Função do Diafragma vai das 20 às 22 horas. Como o diafragma faz parte da sexta profundidade (totalidade), todas as estações do ano se relacionam a ele.

O desânimo total é a atitude associada com uma desarmonia do fluxo do diafragma.

Como Equilibrar o Fluxo do Diafragma

O diafragma emerge da sexta profundidade. Para harmonizar a sexta profundidade e o diafragma, toque a palma da mão. A seqüência seguinte também é eficaz para equilibrar este fluxo:

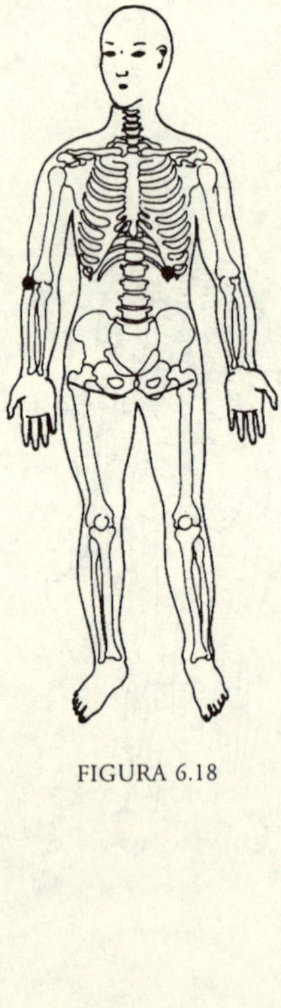

FIGURA 6.18

1. Coloque a mão direita sobre a TSE 14 esquerda (na base anterior da caixa torácica). Toque a TSE 19 direita (na dobra do cotovelo, na direção do polegar) com a mão esquerda. (Ver Figura 6.18.)

2. Coloque a mão esquerda sobre a TSE 14 direita (na base anterior da caixa torácica). Toque a TSE 19 esquerda (na dobra do cotovelo, na direção do polegar) com a mão direita.

"Minhas irmãs e eu nascemos na década de 1940, no Pioneer Valley, a oeste de Massachusetts. Passávamos nossos fins de tarde de verão olhando os aviões dando vôos rasantes, pulverizando os campos de fumo com DDT. Os efeitos do veneno em nosso corpo foram imediatos e ao mesmo tempo prolongados. Um dos muitos efeitos de longo prazo foi que nossos braços e

pernas em desenvolvimento cresceram deformados. Quando mamãe perguntou ao médico da família por que seus filhos estavam crescendo naquele estado, o Dr. Clark disse, 'Acontece com todas as crianças do vale. A causa é ambiental'.

Aos vinte e cinco anos de idade, todos os aspectos do meu ser estavam debilitados: a respiração, a assimilação, a eliminação, o sistema imunológico e a visão. Eu havia me tornado hiperativa e me sentia mental e emocionalmente presa.

Em 1981, comecei a estudar Jin Shin Jyutsu com Mary. Com sua competente orientação e minha consciência e compreensão crescentes, consigo energizar todo meu ser aplicando as conexões da Energia da Função do Diafragma e da Função do Umbigo. Elas ajudam minha sexta profundidade, que representa 'o princípio de expansão do movimento' – exatamente o que eu precisava para reverter a contração que meu corpo apresentava. Harmonizando minha Energia da Função do Diafragma, observei meus olhos enviesados se endireitarem, meu rosto avermelhado iluminar-se, meu pulso acelerado aquietar-se, minha respiração melhorar e todas as funções do meu corpo se estabilizarem.

Agora, quando alguma coisa transtorna meu ser, toco a palma da minha mão ou uso a seqüência 'rápida' do fluxo do diafragma para receber a energia que preciso; assim me sinto voltando ao equilíbrio". (Esta história continua no fim da seção da Energia da Função do Umbigo.)

Energia da Função do Umbigo

> Guardiã de todos os órgãos.

Às 22 horas, depois de substituir a Energia da Função do Diafragma na borda externa da unha do dedo anular, a Energia da Função do Umbigo sobe pela face dorsal do pulso. (Ver Figura 6.19.) Passando pelo cotovelo e pela articulação do braço com o ombro, a energia chega na terceira costela anterior (entre os mamilos), onde se separa em duas partes, A e B.

A parte A dispersa-se inicialmente num ponto oposto à cartilagem da terceira costela, mas logo continua fluindo pela quinta costela e entra no coração. Do coração, o lado esquerdo de A vai para o pâncreas e daí para o estômago. O lado direito de A libera energia para a vesícula biliar e em seguida ela também entra no estômago.

A parte B (em ambos os lados direito e esquerdo) sobe até o ombro, passa pela musculatura do pescoço e pela primeira vértebra torácica, e vai até um ponto a uns cinco centímetros de distância da orelha oposta. Na orelha, B se divide nas partes 1 e 2.

A parte 1 se desloca do ponto atrás da orelha, cruza diagonalmente a cabeça e emerge na borda interna da sobrancelha. Daí, ela se desloca em direção à borda externa do olho e entra no osso occipital, onde os fluxos direito e esquerdo se misturam.

Enquanto isso, a parte 2 flui do ponto atrás da orelha e entra no ouvido, antes de ir até o centro da pálpebra inferior. Ali, a parte 2 da Energia da Função do Umbigo se transforma em Energia da Função da Vesícula Biliar.

O horário de maior afluxo energético para a Energia da Função do Umbigo vai das 22 às 24 horas. Todas as estações do ano se associam a ela.

Como no caso do fluxo do diafragma, uma desarmonia do fluxo do umbigo pode resultar em desânimo completo.

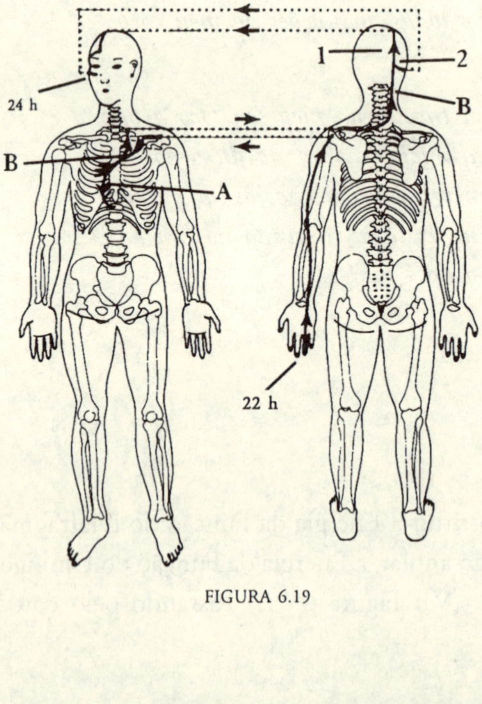

FIGURA 6.19

Como Equilibrar o Fluxo do Umbigo

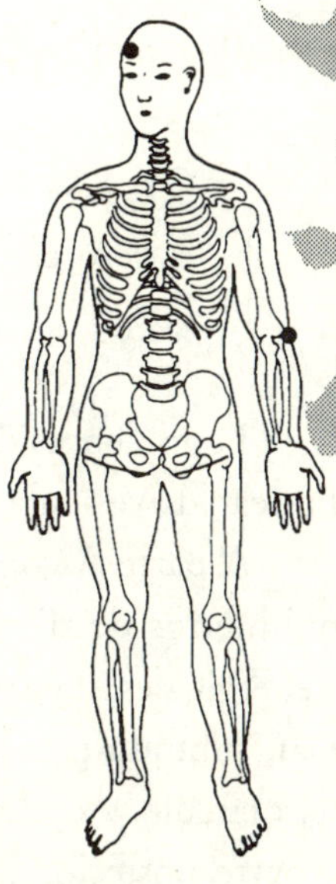

FIGURA 6.20

O fluxo do umbigo tem sua origem na sexta profundidade e por isso é harmonizado conectando-se a palma da mão. As seqüências "rápidas" são as TSE 19 e as TSE 20.

1. Coloque a mão esquerda sobre a TSE 20 direita (na parte superior da testa, ligeiramente acima das sobrancelhas). Ao mesmo tempo, conecte com a mão direita a TSE 19 esquerda (na dobra do cotovelo, na direção do polegar). (Ver Figura 6.20.)
2. Coloque a mão direita sobre a TSE 20 esquerda (na parte superior da testa, ligeiramente acima das sobrancelhas). Ao mesmo tempo, conecte com a mão esquerda a TSE 19 direita (na dobra do cotovelo, na direção do polegar).

(Esta é a continuação da história da seção Energia da Função do Diafragma.) "Harmonizando minha Energia da Função do Umbigo, recuperei-me de todas as fraquezas que sentia; inclusive, muitas desapareceram. A Energia da Função do Umbigo realmente pôs meu corpo em ordem. Estou muito satisfeita com o alinhamento dos meus membros, com minha coluna ereta e com a melhora da assimilação, da eliminação, do vigor, da visão, da resistência aos vírus e da calma.

Desde meu quadragésimo quinto aniversário, estou sentindo mudanças em meu ciclo menstrual. A capacidade do meu corpo de conduzir adequadamente o fluxo suave das substâncias corporais, uma função do fluxo do umbigo, é posta à prova mensalmente. Quando tenho sintomas como dores de cabeça, tensão no pescoço, zumbido nos ouvidos, suores noturnos ou inchaço, utilizo a Energia da Função do Umbigo e esses sintomas desaparecem".

Energia da Função da Vesícula Biliar

> Corpo do pensamento objetivo; controla as decisões pessoais e as reações mentais do homem.

Logo depois de emergir no centro da pálpebra inferior, a Energia da Função da Vesícula Biliar se divide em duas partes, A e B. (Ver Figura 6.21.)

A parte A contorna o osso malar antes de subir até um ponto a seis milímetros de distância da borda externa da sobrancelha. Nesse ponto, a energia descreve um semicírculo atrás da orelha e vai até o lobo auricular. Daí, subindo pela parte posterior da cabeça, ela vai até a testa, em novo semicírculo. Ao chegar à testa, o fluxo retorna, em mais um semicírculo, à parte posterior da cabeça, onde se divide em duas partes, 1 e 2.

A parte 1 flui para o acrômio (a articulação anterior do ombro com o braço). A parte 2 flui da primeira vértebra torácica (no alto das costas), em diagonal, até a articulação posterior do ombro. Da articulação, 2 desce até a cavidade do acrômio, e daí continua até o peito, onde cruza com a parte B da Energia da Função da Vesícula Biliar antes de descer até a cartilagem da sétima costela anterior. Na sétima costela, 2 novamente se une a B por breves instantes antes de dividir-se mais uma vez. Dessas duas ramificações de 2, uma flui para o estômago; a outra vai para o umbigo e se dispersa.

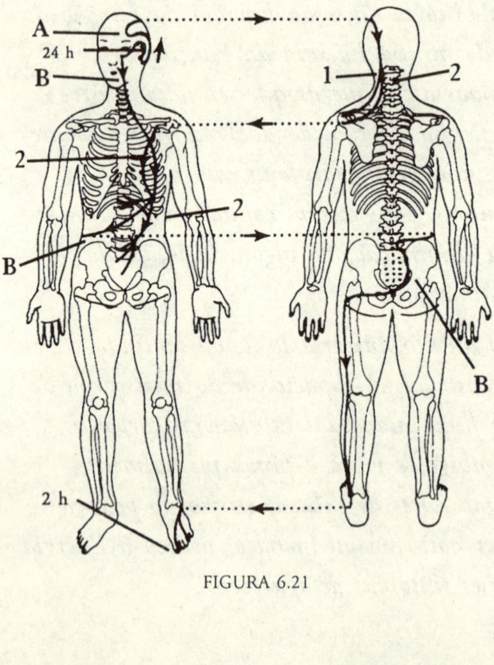

FIGURA 6.21

Enquanto isso, a parte B desceu do osso malar até a parte anterior do ombro, passou pela frente da quarta costela, e daí seguiu até a sétima costela, onde se funde com a parte 2 do fluxo A.

Lembre-se de que há 2 conjuntos dos diversos ramos do fluxo da vesícula biliar descendo paralelamente nos lados direito e esquerdo do corpo, um sendo reflexo do outro. Entretanto, com relação à parte B, seus trajetos direito e esquerdo fluem através de órgãos diferentes. A parte B esquerda se desloca através do fígado, da vesícula biliar, e daí vai até a quarta lombar. A parte B direita passa pelo baço e pelo pâncreas em direção à quarta lombar. Da quarta lombar, os fluxos direito e esquerdo da parte B continuam até o abdome. Deixando o abdome, ambos contornam a pelve e em seguida emergem no lado oposto do reto. Continuando ao longo das nádegas do lado oposto, cada fluxo desce pela face externa das pernas e entra na face externa do tornozelo, onde ele se separa em duas partes. Uma parte cruza o peito do pé e vai até o quarto dedo. A outra parte flui diagonalmente pelo peito do pé e vai até a unha do dedão, onde se transforma em Energia da Função do Fígado.

A Energia da Função da Vesícula Biliar chega ao seu ponto alto entre a meia-noite e as 2 da manhã, e durante a estação da primavera.

A raiva é a atitude relacionada com a desarmonia do fluxo da vesícula biliar.

Como Equilibrar o Fluxo da Vesícula Biliar

A terceira profundidade cria o fluxo da vesícula biliar, o qual, portanto, é harmonizado conectando o dedo médio.

Pode-se também adotar o exercício seguinte:

1. Coloque a mão esquerda sobre a TSE 12 esquerda (na parte posterior do pescoço, a meia distância entre o crânio e os ombros). Ao mesmo tempo, conecte com a mão direita a TSE 20 direita (na parte superior da testa, ligeiramente acima das sobrancelhas.) (Ver Figura 6.22.)

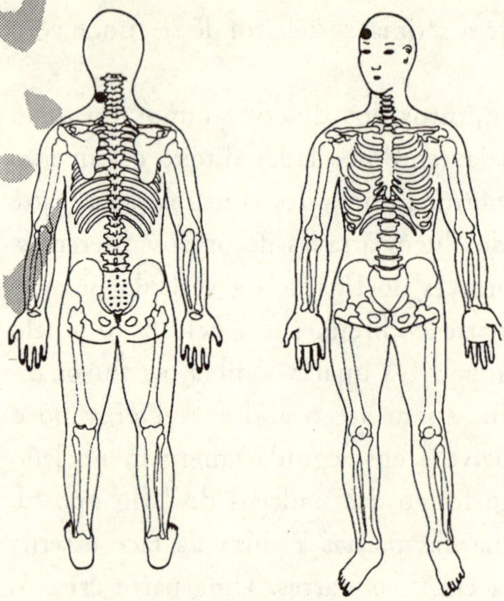

FIGURA 6.22

2. Coloque a mão direita sobre a TSE 12 direita (na parte posterior do pescoço, a meia distância entre o crânio e os ombros). Ao mesmo tempo, conecte com a mão esquerda a TSE 20 esquerda (na parte superior da testa, ligeiramente acima das sobrancelhas.)

"Uma professora de Los Angeles estava com vôo marcado para a Europa no dia seguinte, mas ela teve um acesso de enxaqueca tão forte, que achou que não conseguiria viajar. Ela falava ao telefone com um amigo, e ele disse, 'Você precisa de uma sessão de Jin Shin Jyutsu', e lhe deu meu número. Ela me telefonou, e eu disse, 'Encontro-a em meu consultório.' Como ela estava com muita dor para dirigir, sua mãe a levou para o encontro comigo. Ela estava passando por momentos realmente difíceis.

Lembrei-me de que Mary havia dito que o fluxo da vesícula biliar é excelente para eliminar enxaquecas, e por isso usei esse fluxo. No fim dessa aplicação, ela disse, 'A dor quase desapareceu! Nunca uma coisa assim aconteceu comigo'! E no fim da sessão, estava tranqüila e admirada. 'Não posso acreditar nisso. Agora posso ir à Europa.' Ao retornar, começou a estudar Jin Shin Jyutsu, e agora também pratica essa arte".

Energia da Função do Fígado

> Une a alma ao corpo.

Às 2 horas, a Energia da Função do Fígado inicia seu percurso na borda interna da unha do dedão do pé, segue pela face interna do pé até o tornozelo, continua pela face interna da perna e da coxa, passa pela virilha e entra na área pubiana. (Ver Figura 6.23.) O fluxo esquerdo sobe pelo lado direito do abdome e do estômago antes de entrar na vesícula biliar. O fluxo direito sobe pelo lado esquerdo do abdome e do estômago e vai para o pâncreas.

Os fluxos direito e esquerdo prosseguem então através do diafragma e se separam em três partes, A, B e C. A parte A sobe e em seguida cruza até a porção anterior da primeira costela e até a área da axila, onde se dispersa e entra na pleura. A parte B cruza até o lado oposto da garganta, de onde continua até a área atrás do olho. Depois de subir até o cérebro, ela volta a descer pela parte posterior da cabeça até o esôfago, onde se dispersa no lado externo do estômago.

A parte C flui para os pulmões e se transforma na Energia da Função do Pulmão, completando assim o ciclo que começou vinte e quatro horas antes.

A Energia da Função do Fígado atinge seu pico entre as 2 e as 4 horas, e durante a primavera.

A atitude relacionada com a desarmonia da energia do fluxo do fígado é a raiva.

Como Equilibrar o Fluxo do Fígado

Equilibramos a terceira profundidade, que por sua vez equilibra o fluxo do fígado, segurando um dos dedos médios. Podemos também revitalizar o fluxo em si com essa seqüência 'rápida' e simples:

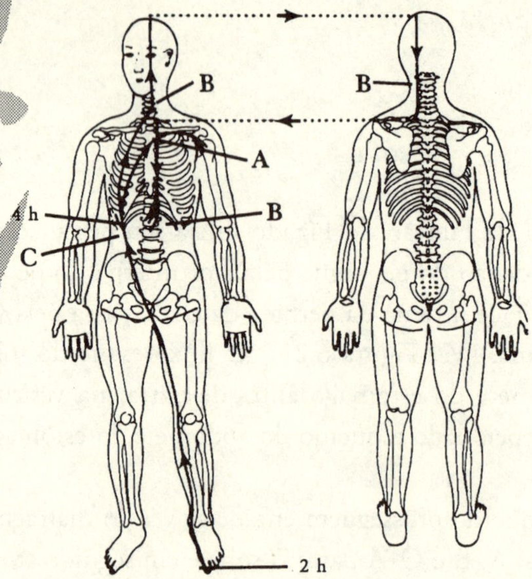

FIGURA 6.23

1. Toque a TSE 4 esquerda (na base do crânio) com a mão esquerda, e ao mesmo tempo a TSE 22 direita (sob a clavícula) com a mão direita. (Ver Figura 6.24.)

2. Toque a TSE 4 direita (na base do crânio) com a mão direita, e ao mesmo tempo a TSE 22 esquerda (sob a clavícula) com a mão esquerda.

"Em minha atividade como enfermeira domiciliar, às vezes visito meus próprios pacientes e também pacientes de minhas colegas quando elas entram em férias. Certo dia fui enviada a um homem chamado Timothy, um paciente terminal com câncer no fígado. Timothy, um senhor irlandês na faixa dos cinqüenta anos, estava deitado no sofá, com aspecto pálido e emagrecido, com dores muito fortes, o abdome totalmente inchado e a respiração fraca. Ele conseguiu sussurrar-me que sua maior preocupação era que sua filha iria casar-se no sábado (três ou quatro dias

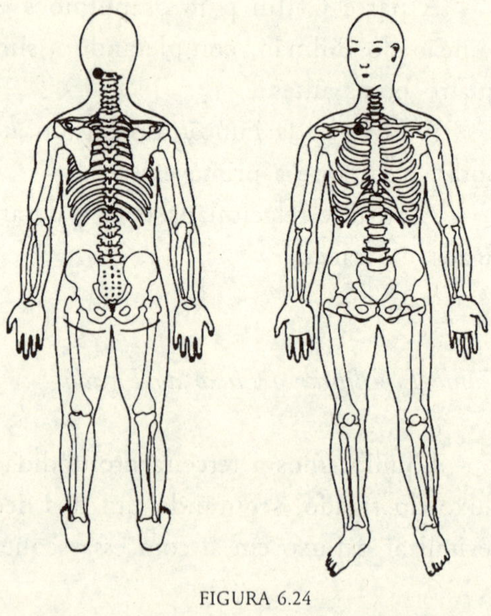

FIGURA 6.24

depois); ele achava que não conseguiria levá-la até o altar, uma vez que não conseguia sequer perfazer a curta distância que separava o sofá da porta. Eu lhe perguntei se ele estava interessado em experimentar uma arte de harmonização de energia que eu conhecia. Ele concordou. Nos três ou quatro dias seguintes, eu cumpria rapidamente minhas obrigações convencionais e em seguida ia até a casa de Timothy para harmonizar sua energia. Usei a Energia da Função do Fígado. Timothy foi melhorando dia após dia, e seus sintomas foram ficando mais brandos. A cerimônia estava marcada para o dia seguinte. Eu me despedi, desejando-lhe melhoras.

Na terça-feira seguinte recebi um telefonema de sua mulher. Ela me disse que seu marido não apenas conduzira a filha ao longo da nave central, mas ainda dançara com ela na recepção. Timothy faleceu alguns dias mais tarde, mas antes de morrer, ele disse à mulher, 'Diga a Pattie que foi por causa dela e do Jin Shin Jyutsu. Diga-lhe muito obrigado'. Naturalmente, eu fiquei muito impressionada e profundamente agradecida a ele e à sua família. Quanto a mim, não apenas me envolvi na jornada desse homem, mas acredito que essa experiência foi fundamental para decidir-me a continuar como enfermeira domiciliar".

Em conjunto, os doze fluxos de órgãos constituem uma rede maravilhosamente abrangente que leva energia nutritiva para todas as regiões do corpo, vinte e quatro horas por dia. À medida que ampliamos nossa consciência dos trajetos de energia que compõem essa rede, compreendemos melhor que não somos apenas um agrupamento de partes entrelaçadas, mas sim um todo glorioso e unificado. Além disso, quanto mais compreendermos as múltiplas relações que existem entre os vários fluxos, as travas de segurança da energia e as profundidades, mais "imunizados" estaremos contra o medo do desconhecido – um medo que poderíamos em geral sentir ao nos defrontarmos com "rótulos alarmantes". Essa consciência nos permite compreender que um problema grave com os pulmões, por exemplo, não significa necessariamente um pulmão irremediavelmente prejudicado. Aprendemos, sim, a percebê-lo como uma desordem séria da energia em algum ponto ao longo da rede que alimenta os pulmões, mas que pode ser corrigido.

Naturalmente, se praticarmos fielmente os exercícios de "segurar os dedos" e as seqüências "rápidas" apresentados neste capítulo, talvez nunca precisemos lidar com muitos "rótulos alarmantes". Já sabíamos que segurar os dedos é um procedimento que nos ajuda a manter uma sensação geral de bem-estar, pois ele equilibra todas as nossas profundidades. Agora temos também à nossa disposição doze seqüências "rápidas" que nos possibilitam conectar diretamente as TSE localizadas ao longo de um fluxo de um órgão específico. Com essas TSE podemos conectar qualquer energia que possa estar presa em alguma área desse fluxo. (Deve-se observar que essas seqüências "rápidas" são versões curtas de longos exercícios de Jin Shin Jyutsu para equilibrar os doze fluxos. Esses exercícios, que muitas vezes implicam conectar diferentes TSE ao longo do fluxo, são bastante detalhados, e por isso estão além dos objetivos deste livro. Incentivamos as pessoas interessadas em conhecê-los mais a fundo a participarem de um curso autorizado de Jin Shin Jyutsu.)

No próximo capítulo, apresentaremos três exercícios muito especiais e eficazes que podem ajudar especificamente a revitalizar os fluxos do baço, do estômago e da bexiga. Eles são excelentes também para manter uma sensação geral de bem-estar e para prover um afluxo rápido de energia, e por isso são recomendados para uso diário; esses exercícios recebem o nome de seqüências diárias gerais.

seqüências diárias gerais

CAPÍTULO SETE

Os doze fluxos dos órgãos, juntamente com as profundidades, com os Fluxos da Trindade e com as travas de segurança da energia, são os conceitos que formam o cerne da arte de cura do Jin Shin Jyutsu. Depois de um contato inicial com esses conceitos, é comum os estudantes se surpreenderem com o número aparentemente infinito de formas

As seqüências diárias são completas porque purificam toda a parte da frente e toda a parte de trás do corpo.

em que suas interações sutis podem influenciar praticamente qualquer aspecto do corpo, da mente e do espírito. Mas num primeiro contato com esses conceitos, muitas pessoas se sentem um tanto sufocadas. Em geral, novos níveis perceptivos provocam uma certa confusão quando tentamos compreender idéias relativamente desconhecidas através de velhas fórmulas conhecidas. Em suas aulas, Mary seguidamente lembra a seus novos alunos que "confusão é progresso".

Nesse contexto, muitos de nós com uma vida atarefada talvez nos tenhamos perguntado sobre a praticidade de aprender e integrar esses novos conceitos e práticas em nossa programação já sobrecarregada. As seqüências diárias gerais descritas neste capítulo são uma solução prática e eficaz para esse dilema. Além de serem fáceis de aprender, essas seqüências também são úteis para nos ajudar a descarregar boa parte da "sujeira, do pó e fuligem grudenta" que talvez acumulamos em nosso corrido dia-a-dia. Por este motivo, elas são muitas vezes chamadas de "zeladoras".

Cada uma das três zeladoras tem um raio de ação diferente no corpo, sendo conhecidas como Energia Ascendente Anterior, Energia Descendente Anterior e Energia Descendente Posterior. Revitalizar as três consecutivamente é uma forma salutar de enfrentar as várias modalidades de estresses que a vida moderna nos impõe. Além disso, podemos aplicar essas três seqüências, com a mesma facilidade, em nós mesmos e nos outros, o que as torna instrumentos de auto-ajuda muito práticos. Por esses motivos, nós as recomendamos para uso diário.

Ao aplicar as seqüências, siga os mesmos procedimentos adotados até aqui: mantenha a mesma posição durante alguns minutos, ou até sentir uma pulsação ou uma sensação profunda de relaxamento geral. Nesse ponto, prossiga para a etapa seguinte. Talvez seja difícil sentir a mudança do ritmo do pulso no início, mas com a prática você aumentará sua sensibilidade.

Se o tempo permitir, aplique as seqüências em ambos os lados do corpo; se isso não for possível, simplesmente conecte o lado do corpo que apresentar tensão maior. Não há regras rígidas. Adapte uma seqüência ao que for mais conveniente e confortável, sem nenhum problema. Por exemplo, se uma determinada etapa lhe for especialmente revitalizadora, use-a regularmente. Ela pode servir como exercício personalizado de revitalização "rápida". Finalmente, lembre-se de que cada área possui um raio de abrangência de uns sete centímetros, de modo que você não precisa se preocupar com a precisão. A sabedoria do corpo sabe como usar a energia canalizada através das profundidades, dos fluxos e das travas de segurança da energia. Um contato próximo com o local descrito na seqüência é suficiente para enviar um fluxo abundante de energia vital através da trava de segurança da energia apropriada.

Seqüência da Energia Ascendente Anterior

Essa seqüência revitaliza especificamente a Energia da Função do Baço. O Jin Shin Jyutsu considera o baço a fonte da "energia solar" do corpo. Assim, essa seqüência produzirá uma carga extraordinária de energia quando você se sentir cansado ou exaurido. Como o fluxo do baço, quando harmonizado, reduz a preocupação, essa seqüência é também excelente para acalmar os nervos, além de fortalecer a função digestiva.

Para o lado *direito* do corpo (ver Figura 7.1):

1. Coloque a mão esquerda (a palma ou o dorso, o que for mais cômodo) na base da coluna (cóccix).
2. Coloque a mão direita na TSE 5 *direita*, entre o osso interno do tornozelo e a face interna do calcanhar. (Ver diagrama.) (Se essa posição for incômoda, coloque os dedos da mão direita na face interna do joelho *direito* ou sobre o osso púbico.)

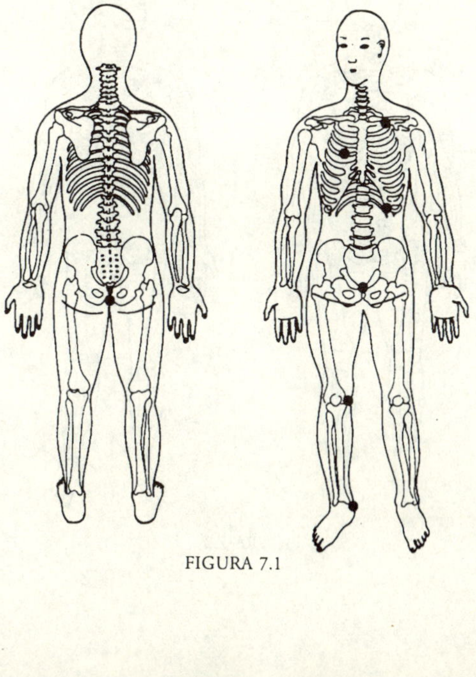

FIGURA 7.1

3. Desloque a mão direita para a TSE 14 *esquerda*, no centro da base da caixa torácica anterior *esquerda*.
4. Desloque a mão esquerda para a TSE 13 *direita*, no centro da terceira costela *direita*, contando da clavícula para baixo, logo acima da área do peito.
5. Desloque a mão esquerda para a TSE 22 *esquerda*, no centro da clavícula *esquerda*.

Para o lado *esquerdo* do corpo (ver Figura 7.2):
Essa seqüência é o inverso da seqüência para o lado direito.

1. Coloque a mão direita (a palma ou o dorso, o que for mais cômodo) na base da coluna (cóccix).
2. Coloque a mão esquerda na TSE 5 *esquerda*, entre o osso interno do tornozelo e a face interna do calcanhar. (Ver diagrama.) (Se essa posição for incômoda, coloque os dedos da mão esquerda na face interna do joelho *esquerdo* ou sobre o osso púbico.)

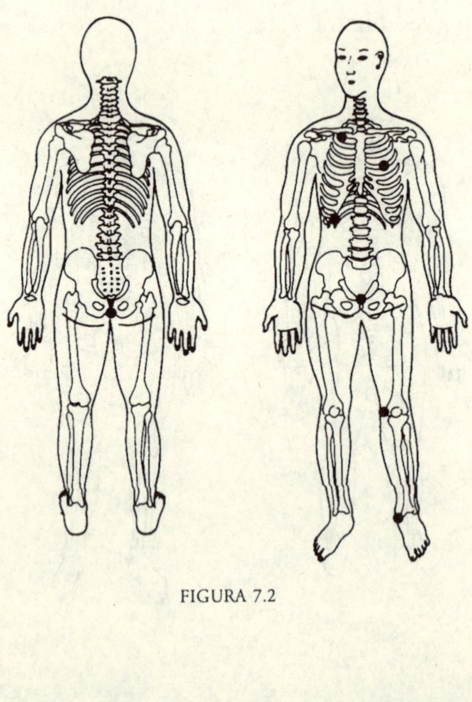

FIGURA 7.2

3. Desloque a mão esquerda para a TSE 14 *direita*, no centro da base da caixa torácica anterior *direita*. (A mão direita continua na base da coluna.)
4. Desloque a mão direita para a TSE 13 *esquerda*, no centro da terceira costela *esquerda*, abaixo da clavícula esquerda, logo acima da área do peito.
5. Desloque a mão direita para a TSE 22 *direita*, no centro da clavícula *direita*.

"Eu sempre gostei de doces. A conseqüência é que periodicamente me surpreendo comendo mais açúcar do que é bom para mim. Depois, em geral acabo me sentindo muito agitada ou muito lerda.

Alguns anos atrás, por recomendação de uma amiga, assisti a um curso de auto-ajuda de Jin Shin Jyutsu, ocasião em que aprendi a seqüência de Energia Ascendente Anterior. Lembrei-me dessa seqüência logo depois de uma ingestão excessiva de açúcar; apliquei-me a seqüência imediatamente. Em poucos minutos, senti-me mais calma e menos cansada. Desde então, uso essa seqüência diariamente. Sinto-me mais energizada, e parece que minha ansiedade por coisas doces também diminuiu".

Seqüência da Energia Descendente Anterior

A seqüência seguinte revitaliza a energia que desce pela frente do corpo, da cabeça aos pés. Ela age diretamente sobre a Energia da Função do Estômago. Assim, como a seqüência anterior, alivia a preocupação e o estresse mental. Ela é também bastante eficaz para dissipar possíveis congestões acima da cintura, como inchaço, e por isso ela é utilizada para resolver problemas de peso.

Lembre-se: você pode pular qualquer etapa que lhe seja difícil realizar com conforto. Apenas passe para a etapa seguinte que lhe seja possível aplicar sem se tensionar.

Para o lado *direito* do corpo (ver Figura 7.3):

1. Coloque um dedo ou os dedos da mão esquerda na TSE 21 *direita*, na base do osso malar *direito*. Mantenha-o aí durante toda a seqüência.
2. Coloque um dedo ou os dedos da mão direita na TSE 22 *direita*, no centro na clavícula.

3. Desloque o dedo ou os dedos da mão direita para a TSE 14 *esquerda*, no centro da base da caixa torácica anterior *esquerda*.
4. Desloque o dedo ou os dedos da mão direita para a TSE 23 *esquerda*, logo acima da região lombar.
5. Desloque o dedo ou os dedos da mão direita para a TSE 14 *direita*, no centro da base da caixa torácica anterior *direita*.
6. Desloque o dedo ou os dedos da mão direita para a TSE 1 alta *esquerda*, na face interna da coxa *esquerda*, a uns oito centímetros acima do joelho.
7. Desloque o dedo ou os dedos da mão direita para a porção mediana da panturrilha esquerda - na TSE 8 baixa, a uma distância intermediária entre o joelho e o tornozelo, na face externa, ao lado da tíbia *esquerda*.
8. Desloque o dedo ou os dedos da mão direita para o terceiro dedo do pé *esquerdo*, segurando-o com o dedo e o polegar.

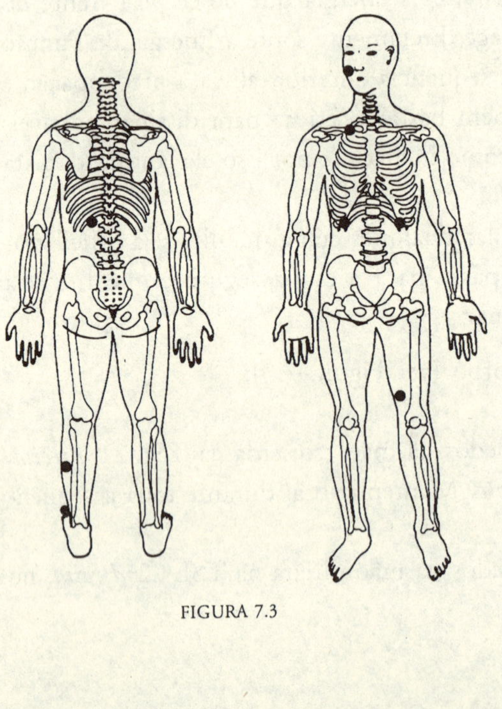

FIGURA 7.3

Observação: O dedo ou os dedos da mão esquerda se mantêm sobre a base do osso malar direito durante toda a seqüência; somente o dedo ou os dedos da mão direita se deslocam.

Para o lado *esquerdo* do corpo (ver Figura 7.4):

Esta seqüência é o inverso da seqüência para o lado direito. Se o tempo permitir, aplique ambas as seqüências. Se não for possível, aplique apenas no lado mais tenso.

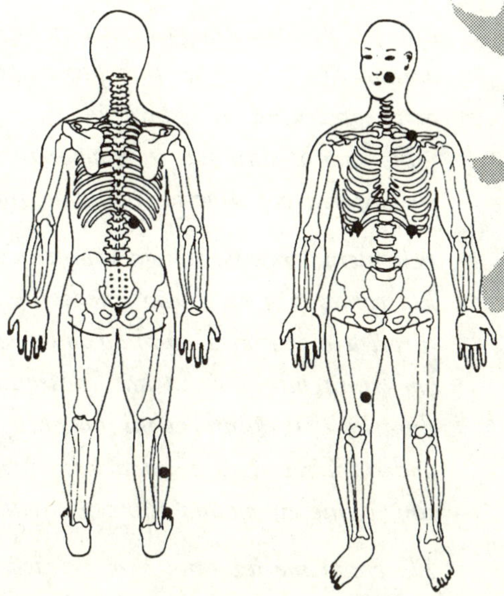

FIGURA 7.4

1. Coloque um dedo ou os dedos da mão direita na TSE 21 *esquerda*, na base do osso malar *esquerdo*.
2. Coloque um dedo ou os dedos da mão esquerda da TSE 22 *esquerda*, no centro na clavícula *esquerda*.
3. Desloque o dedo ou os dedos da mão esquerda para a TSE 14 *direita*, no centro da base da caixa torácica anterior *direita*.
4. Desloque o dedo ou os dedos da mão esquerda para a TSE 23 *direita*, logo acima da região lombar.
5. Desloque o dedo ou os dedos da mão esquerda para a TSE 14 *esquerda*, no centro na base da caixa torácica anterior *esquerda*.
6. Desloque o dedo ou os dedos da mão esquerda para a TSE 1 alta *direita*, na face interna da coxa *direita*, a uns oito centímetros acima do joelho.
7. Desloque o dedo ou os dedos da mão esquerda para a porção mediana da panturrilha direita – na TSE 8 baixa, a uma distância intermediária entre o joelho e o tornozelo, na face externa – ao lado da tíbia *direita*.
8. Desloque o dedo ou os dedos da mão esquerda para o terceiro dedo do pé *direito*, segurando-o com o dedo e o polegar.

"Antes de conhecer o Jin Shin Jyutsu, eu tinha pouco ou nenhum controle sobre meus ataques periódicos de indigestão, causados por minhas alergias a certos alimentos e conservantes. Embora eu tivesse experimentado vários medicamentos receitados para resolver o problema, todos tiveram efeitos colaterais indesejáveis.

Em 1979, uma amiga estava comigo quando tive um desses acessos. Senti como se uma faixa apertada me comprimisse o peito, obstruindo a respiração. Pelas experiências anteriores, eu sabia que os sintomas se relacionavam com o estômago e que eu passaria por diversas horas de grande desconforto e náusea.

Felizmente, minha amiga é praticante de Jin Shin Jyutsu. Ela começou a aplicação imediatamente. Imagine minha surpresa e satisfação quando todos os sintomas desapareceram em trinta minutos! Eu não conseguia acreditar que esses efeitos durariam. Perguntei à minha amiga se os mesmos resultados poderiam repetir-se sistematicamente. Ela me respondeu que sim, e que eu mesma tinha a capacidade de produzi-los.

Ela então me fez uma demonstração do que chamou de Seqüência da Energia Descendente Anterior, a qual eu podia usar para ajudar meu estômago. Tenho usado essa seqüência diariamente nos últimos quinze anos; ela me socorreu em muitas ocasiões".

Seqüência da Energia Descendente Posterior

Essa seqüência age sobre a Energia da Função da Bexiga. Por isso, ela é útil para facilitar os processos de eliminação do corpo. Ela é também um instrumento eficaz para eliminar dores de cabeça e estresse lombar, além de desconfortos musculares e das pernas.

Para o lado *direito* do corpo (ver Figura 7.5):

1. Coloque um dedo ou dedos da mão esquerda na TSE 12 *direita*, no lado do pescoço, entre a orelha e a coluna.
2. Coloque a mão direita (a palma ou o dorso) na base da coluna, no cóccix.
3. Desloque o dedo ou os dedos da mão direita para a região posterior do joelho *direito*, no centro (onde o joelho se dobra).

4. Desloque o dedo ou os dedos da mão direita para a TSE 16 *direita*, na face externa do tornozelo direito, embaixo do osso do tornozelo.
5. Desloque o dedo ou os dedos da mão direita para o quinto dedo do pé direito, segurando-o com o dedo e com o polegar.

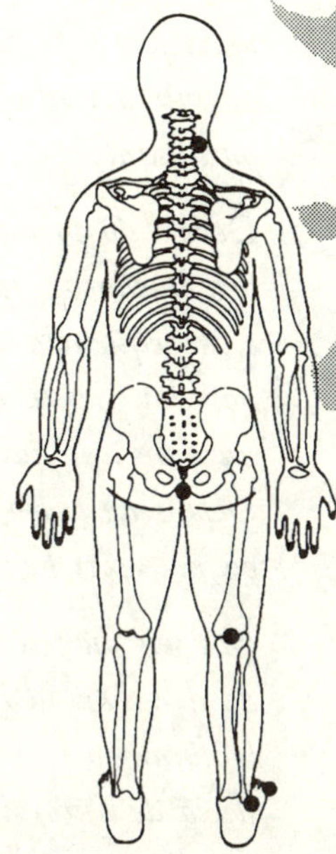

FIGURA 7.5

Para o lado *esquerdo* do corpo (ver Figura 7.6): Esta seqüência é o inverso da seqüência anterior.

1. Coloque um dedo ou os dedos da mão direita na TSE 12 *esquerda*, no lado esquerdo do pescoço, entre a orelha e a coluna.
2. Coloque a mão esquerda (a palma ou o dorso) na base da coluna, no cóccix.
3. Desloque o dedo ou os dedos da mão esquerda para a região posterior do joelho *esquerdo*, no centro (onde o joelho se dobra).
4. Desloque o dedo ou os dedos da mão esquerda para a TSE 16 *esquerda*, na face externa do tornozelo, embaixo do osso do tornozelo *esquerdo*.
5. Desloque o dedo ou os dedos da mão esquerda para o quinto dedo do pé *esquerdo*, segurando-o com o dedo e com o polegar.

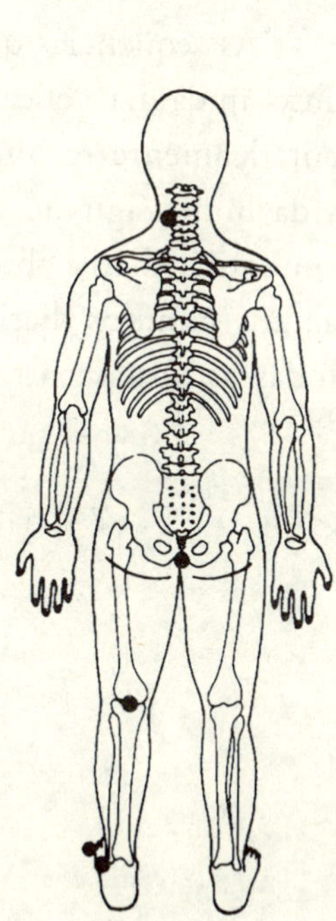

FIGURA 7.6

"Há quase dois anos, desde meu sétimo mês de gravidez, eu sentia ininterruptamente uma dor ciática em toda a perna direita. Esse mal-estar estava sempre presente – às

vezes sob a forma de uma dor ardente que não me deixava dormir à noite, outras vezes, sob a forma de uma dor paralisante.

Depois do primeiro tratamento de Jin Shin Jyutsu, recebi a orientação de aplicar-me o fluxo de auto-ajuda da bexiga [isto é, a Seqüência da Energia Descendente Posterior] duas vezes por dia. Segui as instruções, realizando as etapas do fluxo durante uns quinze minutos todas as manhãs e todas as tardes. Depois de cinco dias, não havia mais nenhum desconforto, e eu me senti bem mais calma e otimista.

Nos seis ou sete anos seguintes, nunca mais senti o menor sinal de dor. Nos últimos anos, às vezes, pequenas fisgadas me lembram o trajeto do nervo ciático. Uma ou duas aplicações do fluxo de auto-ajuda da bexiga, porém, sempre o liberam imediatamente".

As seqüências que acabamos de ver estão entre os instrumentos de auto-ajuda mais eficazes de todo o repertório do Jin Shin Jyutsu. Elas são enfaticamente recomendadas a todas as pessoas que têm um estilo de vida muito agitado. Entretanto, quem quer que resolva transformá-las em rotina diária obterá benefícios imediatos e duradouros. Reservando alguns minutos diários para sua aplicação, revitalizamos e fortalecemos todas as nossas partes que suportam habitualmente maior estresse.

CAPÍTULO OITO

harmonização com os dedos das mãos e dos pés

É animador saber que tudo o que precisamos para nos harmonizar com o universo – os dedos das mãos e os dedos dos pés – está conosco o tempo todo. Não precisamos ter medo de tê-los extraviado ou esquecido em algum lugar.

Como vimos no Capítulo 1, quando Jiro Murai soube que estava com uma doença incurável, ele se retirou para a casa da família, nas montanhas. Lá, ele jejuou, meditou e praticou várias posições dos dedos, conhecidas como mudras. A experiência de Murai com esses mudras levou-o às percepções que resultaram no Jin Shin Jyutsu. Num certo sentido, então, tudo o que aprendemos nos sete capítulos precedentes tem como ponto de partida essas posições simples e despretensiosas dos dedos. Quando reservamos um tempo para aprender e praticar esses mudras, não somente nos reaproximamos das raízes da arte, mas também nos munimos de instrumentos eficazes para recuperar a saúde e a tranqüilidade.

Observamos também, num capítulo anterior, que cada um dos nossos dez dedos pode regular 14.400 funções do corpo. Murai aprendeu que dobrando, esticando e envolvendo os dedos de vários modos podemos criar até 680 mudras diferentes. Não é difícil imaginar, então, que conhecendo esses vários mudras podemos enviar a energia para qualquer parte do nosso ser. Murai também acreditava que o simples ato de juntar as mãos direita e esquerda pode promover a unidade entre o corpo e a mente. Em última instância, portanto, os mudras nos permitem abordar um amplo espectro de questões mentais e emocionais, inclusive as que se manifestam como inquietações relacionadas com nossa saúde física.

Apresentamos a seguir oito mudras, todos eles de poder e eficácia especiais, que nos permitem abordar tanto as causas das diferentes desarmonias como as inquietações relacionadas a elas.

Posição dos Dedos 1: Expirando as Cargas e os Bloqueios

Com o polegar direito, toque levemente o dedo médio da mão esquerda, na face da palma. Coloque os outros dedos da mão direita sobre a face dorsal do dedo médio esquerdo. (Ver Figura 8.1.) Inverta e faça o mesmo com relação ao dedo médio da mão direita.

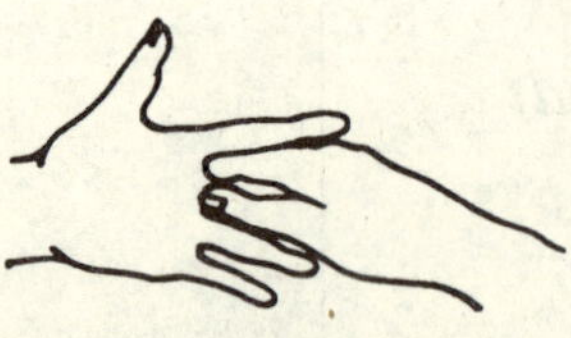

FIGURA 8.1

Essa posição dos dedos libera a tensão e o estresse generalizados da cabeça aos pés. Ela facilita a expiração, que nos ajuda a nos libertarmos das causas da estagnação e dos bloqueios de energia.

Além disso, podemos usar este mudra sempre que nos sentimos assediados por uma dessas inquietações:

- Não consigo ver muito bem.
- Tenho dificuldade para expirar.
- Fico frustrado.
- Estou sempre cansado.
- Tenho dificuldade de decidir – sempre adio as coisas.

Posição dos Dedos 2: Inspirando a Abundância

Com o polegar direito, toque levemente o dedo médio da mão esquerda, na face dorsal. Coloque os demais dedos da mão direita no lado da palma do dedo médio esquerdo. (Ver Figura 8.2.) Inverta esse procedimento para o dedo médio da mão direita.

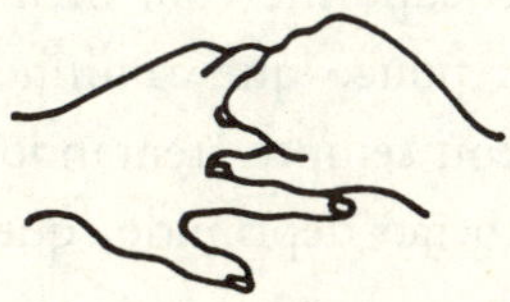

FIGURA 8.2

Essa posição dos dedos promove uma inspiração mais livre da Respiração da Vida – nossa fonte de abundância. Podemos usá-la para acalmar as seguintes inquietações mentais ou físicas:

- Não consigo "fazer" uma respiração profunda.
- Estou começando a ter dificuldade de ouvir.
- Meus pés me incomodam.
- Não me sinto tão alerta quanto costumava ser.
- Meus olhos estão realmente me incomodando.

Posição dos Dedos 3: Acalmando-se e Revitalizando-se

Com o polegar direito, toque levemente a palma dos dedos anular e mínimo da mão esquerda. Coloque os demais dedos da mão direita no lado dorsal dos dedos anular e mínimo esquerdos. (Ver Figura 8.3.) Inverta para os dedos da mão direita.

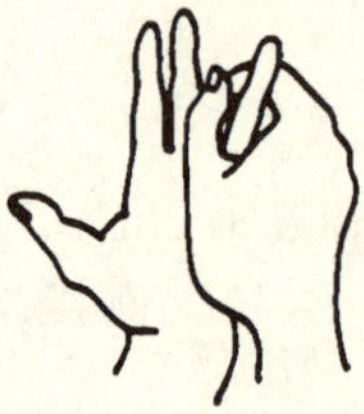

FIGURA 8.3

Essa posição de dedos acalma o corpo, liberando a tensão nervosa e o estresse e revitalizando todas as funções dos órgãos. Use-a sempre que você sentir um dos estados mentais ou sintomas físicos seguintes:

- Fico muito nervoso.
- Preocupo-me com meu coração.
- Por pouco que caminhe, perco o fôlego.
- Estou sempre "tentando".
- Fico tão deprimido, que nunca me *divirto*.

Posição dos Dedos 4: Liberando o Cansaço Diário

Com o polegar direito, toque o dorso dos dedos polegar, indicador e médio da mão esquerda. Coloque os demais dedos da mão direita no lado da palma dos dedos polegar, indicador e médio da mão esquerda. (Ver Figura 8.4.) Inverta a posição para os dedos polegar, indicador e médio da mão direita.

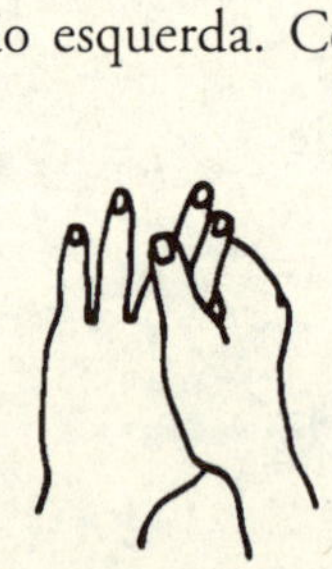

FIGURA 8.4

Essa posição dos dedos ajuda a liberar o cansaço, a tensão e o estresse que se acumulam no decorrer do dia. Ela também nos

livra das preocupações, dos medos e da raiva. Podemos usá-la para acalmar qualquer das dificuldades mentais ou físicas seguintes:

- Fico muito cansado.
- Sinto-me inseguro a respeito de tudo – saúde, riqueza, felicidade.
- Estou começando a me sentir e a parecer velho.
- Fico irritado e nervoso por coisas insignificantes.
- Preocupo-me com tudo.

Posição dos Dedos 5: Revitalização Total

Faça um círculo com o dedo médio e com o polegar da mão direita colocando a polpa do polegar sobre a unha do dedo médio. Em seguida, introduza o polegar da mão esquerda no ponto de junção dos dedos mencionados. (Ver Figura 8.5.) Inverta para o lado direito.

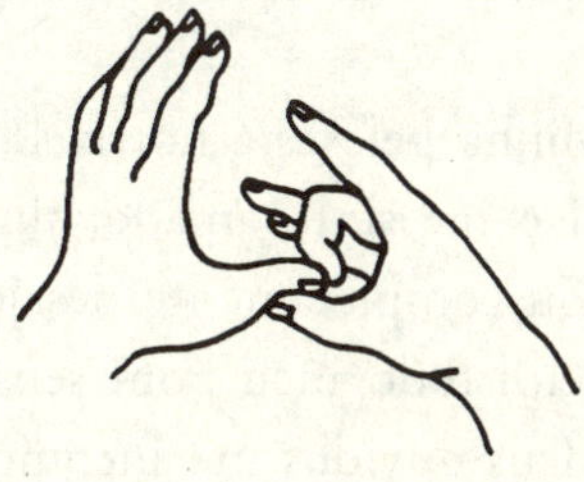

FIGURA 8.5

Esse mudra ajuda a revitalizar todas as funções corporais e libera os bloqueios responsáveis pela fadiga diária. Com ele, podemos também superar dificuldades que se expressam como:

- Uma sensação incômoda me acompanha sempre.
- Acho que não há nada de errado comigo, mas sempre me canso.
- Minha compleição é horrível.
- Sou temperamental – sinto-me impotente com relação a isso.
- Meu impulso por doces é incontrolável.

POSIÇÃO DOS DEDOS 6: RESPIRANDO LIVREMENTE

Toque a unha do dedo anular direito com a palma do polegar direito, mantendo essa posição durante alguns minutos. (Ver Figura 8.6.) Faça o mesmo para os dedos anular e polegar da mão esquerda.

Essa posição dos dedos fortalece a função respiratória e ajuda a equilibrar todos os problemas relacionados com o ouvido. Quando usada ao caminhar, correr ou exercitar-se, ela facilita a respiração. Use-a também ao viajar de avião ou ao dirigir um carro em altitudes elevadas. Essa posição dos dedos é ainda muito eficaz em qualquer das seguintes condições físicas ou emocionais:

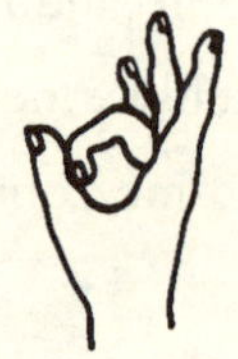

FIGURA 8.6

- Minha pele está horrível.
- Não me sinto amado; sinto-me rejeitado e choro facilmente.
- Sou completamente desajeitado e desastrado.
- Perdi todo meu bom senso.
- Meus ouvidos me incomodam.

As posições 7 e 8 nos ajudam a harmonizar o ser total.

POSIÇÃO DOS DEDOS 7: EXPIRANDO A SUJEIRA, O PÓ E A FULIGEM GRUDENTA

Toque a palma dos dedos médios direito e esquerdo, enquanto os outros dedos se entrelaçam. (Ver Figura 8.7.)

Essa posição dos dedos libera a tensão e o estresse diários acumulados na cabeça, nos pulmões, nas funções digestivas, no abdome

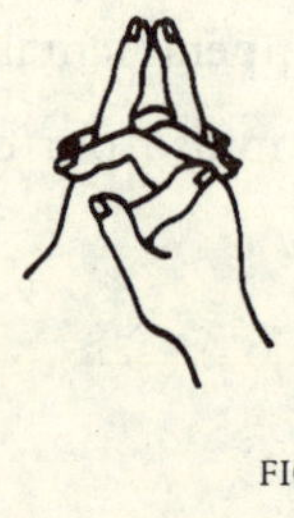

FIGURA 8.7

e nas pernas. Além disso, ela fortalece a capacidade de expirar e descarrega acúmulos de sujeira, pó e fuligem grudenta.

Posição dos Dedos 8: Inspirando o Fôlego Purificado da Vida

Encoste as unhas dos dedos médios direito e esquerdo uma na outra. (Ver Figura 8.8.)

Essa posição libera a tensão nas costas e promove uma sensação de bem-estar geral. Ela também fortalece nossa capacidade de inspirar e de receber o fôlego purificado da vida.

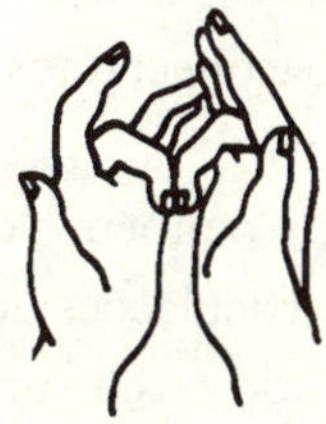

FIGURA 8.8

Além desses mudras, podemos usar as mãos juntamente com os pés para tratar uma série de desarmonias que afetam o corpo, a mente e o espírito. Essas seqüências de mãos e pés são estudadas a seguir.

o elo entre as mãos e os pés

Nos níveis mais evidentes, as mãos e os pés apresentam semelhanças impressionantes na forma: o carpo da mão e o tarso do pé; o polegar e o dedão. Os curadores antigos vêem essas semelhanças como o resultado de padrões de energia correspondentes. Como conseqüência, há muito tempo eles consideram que as mãos e os pés estão ligados energeticamente.

Após anos de experimentação e pesquisa, Jiro Murai observou que os segmentos mais externos dos dedos das mãos e dos pés correspondem à parte superior do corpo – as funções mental e emocional, o cérebro e o peito. Esse mesmo conjunto de articulações corresponde também às coxas. Quando conectamos as articulações superiores dos dedos das mãos e dos pés, podemos aliviar todo estresse mental ou emocional e também as tensões no peito e nas coxas.

As articulações médias dos dedos das mãos e dos pés correspondem ao rosto, às funções digestivas, ao abdome e às panturrilhas. Conectando essas articulações intermediárias reduzimos possíveis bloqueios nessas áreas. Finalmente, as articulações da base dos dedos das mãos e dos pés correspondem ao pescoço, à pelve, aos pés e a todo o corpo físico em geral. Quando conectamos as articulações da base, dirigimos a energia para essas áreas.

Jiro Murai também percebeu uma relação semelhante entre os três conjuntos de articulações dos dedos e a palma das mãos e a sola dos pés: as articulações do terço superior dos dedos correspondem à parte superior das palmas e das solas; as articulações intermediárias dos dedos correspondem ao centro das palmas e das solas; as articulações inferiores dos dedos das mãos e dos pés coincidem com o carpo das mãos e com o calcanhar dos pés.

O Jin Shin Jyutsu também reconhece uma relação análoga entre os dedos opostos das mãos e dos pés. Essas relações serão bem evidentes se você colocar uma mão sobre o pé contrário; você poderá ver que o polegar se alinha com o quinto dedo do pé, que o indicador da mão coincide com o quarto dedo do pé e assim por diante.

As próximas seqüências de auto-ajuda utilizam essas relações entre as mãos e os pés; elas restabelecem a saúde e a harmonia.

As Palmas e as Solas: Revitalizando todo o Ser

Os centros das palmas e das solas estão relacionados com o Fluxo Central Principal, a fonte de nossa energia vital. Essa energia, que alimenta todas as células do corpo, pode portanto ser harmonizada com as palmas e as solas. Muitas vezes as pessoas fecham as mãos inconscientemente; esse simples ato faz com que elas se recuperem do cansaço e da depressão e fiquem revitalizadas. Mãos fechadas significam muita tensão e estresse, ao passo que palmas abertas sugerem um estado de ser mais relaxado.

As duas seqüências seguintes podem ser usadas para aliviar o cansaço, a confusão mental, a fadiga visual e cólicas intestinais. Elas também ajudam a circulação nos pés.

A Palma das Mãos

Junte palma com palma, de modo que a ponta dos dedos da mão direita toque a palma esquerda e a ponta dos dedos da mão esquerda toque a palma direita. (Ver Figura 8.9.)

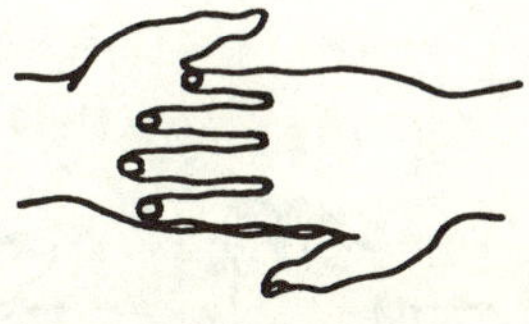

FIGURA 8.9

A Sola dos Pés

Com a mão esquerda, segure o pé esquerdo de modo que a ponta dos dedos toque o centro da sola; o polegar toca a área dorsal (peito) do pé. (Ver Figura 8.10.) Você pode tocar um pé de cada vez ou ambos simultaneamente.

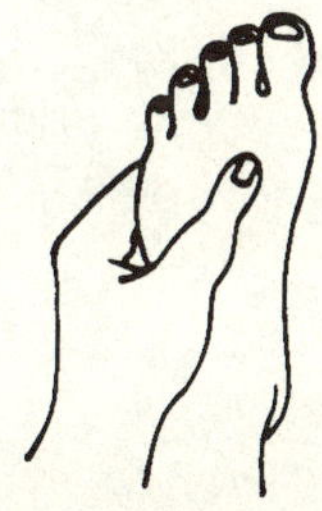

FIGURA 8.10

Dedos das Mãos e Dedos dos Pés Opostos

O Polegar das Mãos e os Dedinhos dos Pés

Os polegares "carentes" e os dedinhos do pé são em geral os mais sensíveis para se conectar. Conseqüentemente, são eles que têm mais necessidade de ser recarregados e de receber atenção especial.

O Jin Shin Jyutsu considera os polegares os "líderes da parada". Se a energia do polegar não estiver no ritmo, tudo o que segue estará fora de compasso.

Os polegares dissipam a fadiga diária geral e promovem uma função digestiva saudável. Conectando-os, podemos liberar a tensão da cabeça, dos ombros e dos pulmões.

Os dedinhos dos pés harmonizam todas as formas de cãibras musculares e ajudam a eliminar dores de cabeça. Eles também reduzem o medo, a insegurança, a incerteza, os ciúmes, os sentimentos de vingança e a teimosia.

Conectando nos dedinhos do pé, liberamos a tensão das costas, promovemos uma assimilação e eliminação saudáveis e fortalecemos as funções reprodutoras. (Ver Figura 8.11.) Esses dedos também fortificam as funções do rim e bexiga.

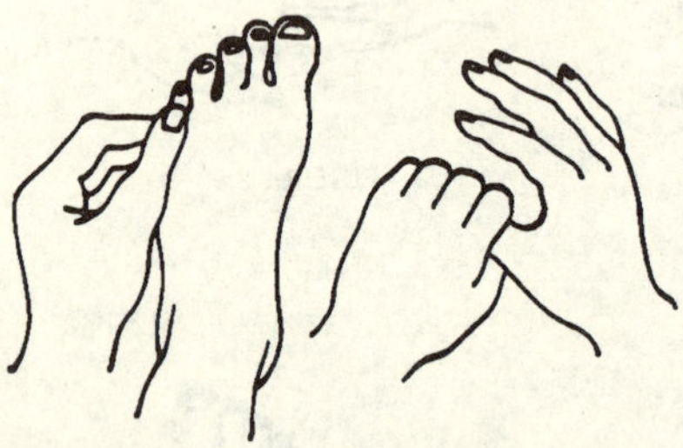

FIGURA 8.11

Como os mudras, essas seqüências dos dedos das mãos e dos pés podem ser usadas para eliminar o estresse mental com relação às condições físicas. Usamos a seqüência polegar da mão-dedinho do pé sempre que nos surpreendemos com pensamentos como:

- Estou fora de equilíbrio.
- Tenho dificuldade de respirar.
- Meu batimento cardíaco está irregular.
- Estou com febre.
- Meu sistema digestivo está desequilibrado.
- Sinto-me nervoso.
- Tenho espasmos musculares.
- Canso-me com facilidade.

- Preocupo-me constantemente.
- Sou inseguro e duvido de mim mesmo.
- Parece que não consigo perder peso.
- Sinto-me inchado.

O Dedo Indicador das Mãos e o Quarto Dedo dos Pés

Conectando os dedos indicadores, influenciamos as funções que revitalizam os ossos e a medula. (Ver Figura 8.12.) Quando conectamos os dedos indicadores, eliminamos, em bebês, o desconforto causado pela erupção dos dentes e pela baba; promovemos a saúde dos dentes e das gengivas; prevenimos o embranquecimento e o afinamento dos cabelos; promovemos uma circulação saudável por todo o corpo. Segurando o dedo indicador das mãos e o quarto dedo dos pés, reduzimos o medo e a depressão. Além disso, é útil para liberar os bloqueios que causam inchaço e retenção de líquidos e de gases.

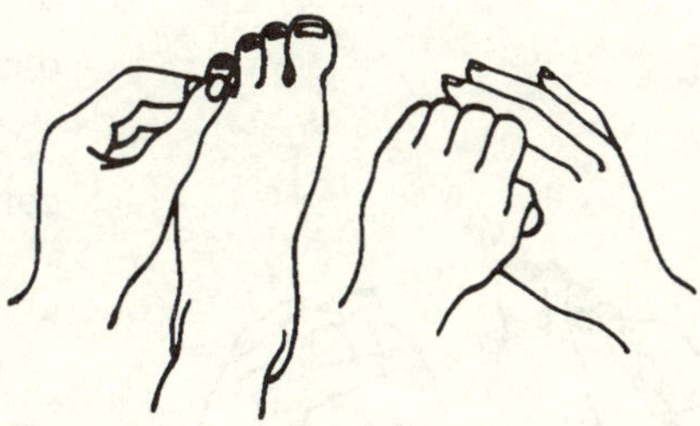

FIGURA 8.12

Podemos conectar o quarto dedo dos pés para revitalizar as funções do fígado, da vesícula biliar, do baço, do pâncreas e do diafragma. A mesma aplicação revigora as costas e o sistema respiratório.

Segure o quarto dedo dos pés e o indicador das mãos sempre que você se surpreender pensando:

- Sou inseguro e medroso.
- Sinto-me negativo.
- Sinto-me só e não tenho amor.
- Parece que não consigo progredir. Estou sempre carente.

- Estou entediado.
- Estou constipado.
- Tenho problemas crônicos de ouvido.
- Tenho bursite, tendinite e dores nos pulsos e/ou nos dedos.
- Minhas unhas estão horríveis.

O Dedo Médio dos Pés e o Dedo Médio das Mãos

A conexão do dedo médio dos pés e do dedo médio das mãos é um harmonizador geral, mas é especialmente eficaz para as funções respiratórias e digestivas. (Ver Figura 8.13.) Promove uma produção abundante e saudável de leite materno e alivia a tensão e o estresse dos joelhos.

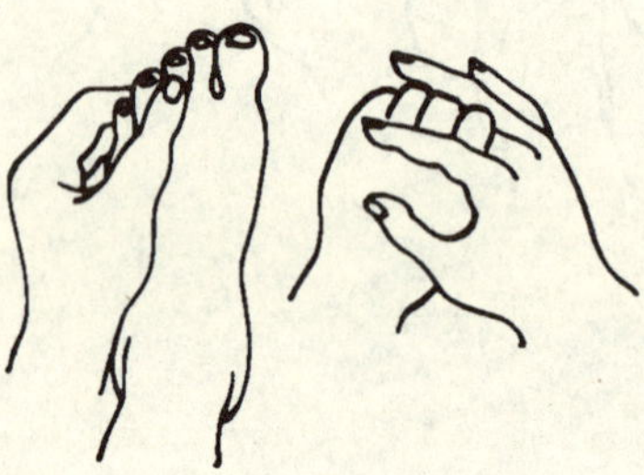

FIGURA 8.13

Este exercício é útil em situações como:

- Estou com raiva.
- Estou cansado; pareço perturbado.
- Machuco-me facilmente.
- Tenho enxaqueca.
- Meus olhos estão me dando problemas.
- Não consigo respirar.
- Estou tendo problemas com a digestão.
- Tenho problemas para engolir.
- Tenho problemas de fala.
- Tenho problemas de audição.
- Estou sempre *hiperativo* – não consigo relaxar.

O Segundo Dedo dos Pés e o Dedo Anular das Mãos

Segurando o segundo dedo dos pés e o anular das mãos, liberamos a tensão e o estresse no peito, na respiração e no sistema digestivo. (Ver Figura 8.14.) Excelente, também, para recuperar a alegria, para purificar a mente e para melhorar a visão.

Use essa seqüência sempre que você sentir:

- Estou desarmonizado.
- Minhas emoções estão abaladas.
- Estou infeliz e não consigo sair dessa situação.
- Sou vítima dos meus pensamentos, dos meus sentimentos e dos meus desejos. Não consigo sequer respirar; meu peito está apertado. Estou cheio de muco.

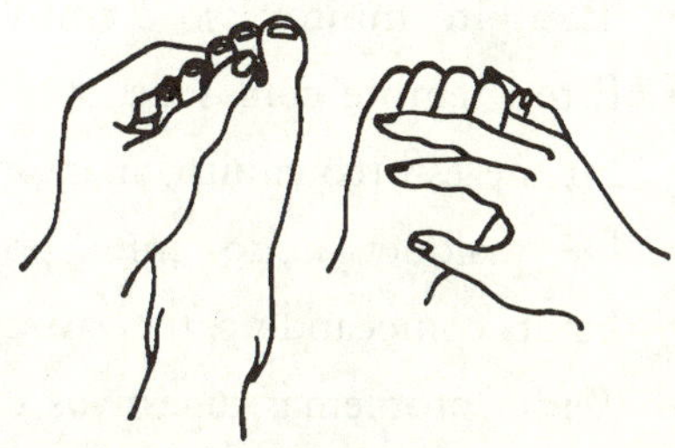

FIGURA 8.14

- Expresso-me com lamúrias, mesmo quando não estou triste.
- Sou uma confusão só. Tenho problemas de pele, erupções cutâneas e pêlos em excesso.
- Meus olhos me incomodam.
- Tenho problemas digestivos.
- Não tenho energia, mas quanto mais fico deitado, pior é.

O Dedão dos Pés e o Dedo Mínimo das Mãos

O dedo mínimo das mãos e o dedão dos pés harmonizam os sistemas circulatório, nervoso, muscular e esquelético. Eles também ajudam a aliviar problemas de ouvidos e estresse digestivo. (Ver Figura 8.15.) Conectar no dedo mínimo das mãos e o dedão dos

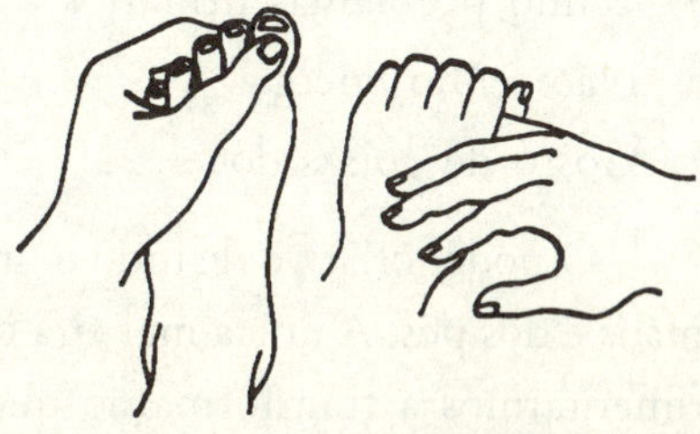

FIGURA 8.15

pés devolve a alegria de viver e também reduz o inchaço dos tornozelos. Quando você não consegue pensar com clareza ou quando sofre de dor de cabeça ou de problemas respiratórios, segurar os dedos mínimos da mão e o dedão do pé pode ser o remédio eficaz.

Toque esses dedos sempre que você sentir:

- Fico embaraçado quando gaguejo. Entro em pânico, e isso não ajuda em nada.
- Transpiro muito; isso é embaraçoso.
- Estou sempre com sede.
- Eu me esforço muito, mas progrido pouco e perco o estímulo.
- De qualquer modo, como posso ser feliz?
- Estou começando a ter varizes; as veias doem e estão feias.
- Tenho problemas digestivos e azia, e isso me preocupa.
- Minha audição está piorando.
- Tenho zumbido nos ouvidos.
- Minha pele é seca.
- Não tenho nenhum entusiasmo nem alegria.
- Acho que não vou ter êxito. Sou um fracasso.
- Procuro caminhar para fortalecer-me, mas me sinto pior depois de cada caminhada.
- Meu bebê tem problemas para dormir.
- Quebrei a perna.
- Torci o tornozelo.
- Tenho tendência a acidentar-me.
- Tenho problemas urinários.
- Não tenho energia.
- Gosto de coisas doces.

O poder criativo de todo o universo está em cada um desses dedos das mãos e dos pés. A única maneira que temos de saber disso, porém, é experimentarmos a transformação que ocorre quando realmente os conectamos. Podemos ser nossas próprias testemunhas e ver com nossos próprios olhos os instrumentos dinâmicos e maravilhosos de que somos dotados.

tratamentos de primeiros socorros e de emergência

CAPÍTULO NOVE

Ao longo deste livro, vimos uma ampla variedade de aplicações do Jin Shin Jyutsu. O Jin Shin Jyutsu pode ser usado como medida preventiva e também para aliviar doenças crônicas e persistentes, além de ser bastante eficaz em atendimentos de primeiros socorros em situações de emergência. Sua praticidade e aplicabilidade imediata nos permitem usá-lo "in loco"; podemos aplicá-lo quando não temos garantia de socorro rápido, como durante uma viagem por regiões desabitadas. É, também, um excelente complemento de métodos de tratamento convencionais. Sua natureza suave e discreta possibilita uma aplicação segura e sem interferências em outros tratamentos.

Apresentamos a seguir uma relação das várias aplicações do Jin Shin Jyutsu em situações de emergência e de enfermidades crônicas. Use essas seqüências rápidas para tratar a si mesmo e também outras pessoas. Algumas delas são repetidas várias vezes no decorrer do capítulo, pois são benéficas em muitas situações.

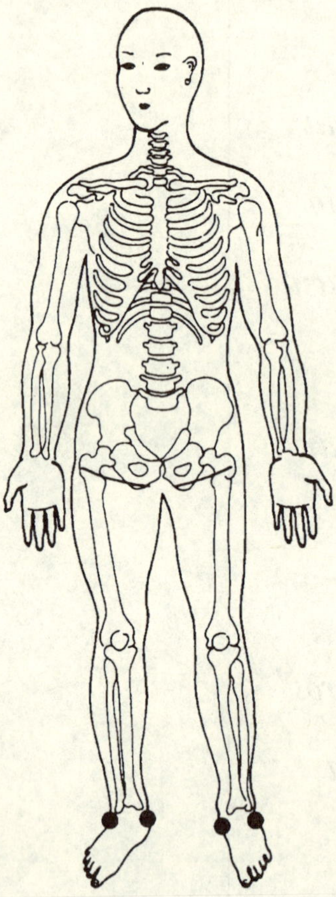

FIGURA 9.1

Alergias - Toque a TSE 19 alta (na parte superior do braço) e a TSE 1 oposta (na coxa interna).

Amamentação - Segure o dedo médio.

Ansiedade - Cruze os braços e toque a borda externa das omoplatas, perto das axilas, na TSE 26.

Apetite (equilibrar) - Toque a base dos ossos malares, TSE 21.

Articulações doloridas - Cubra a área da articulação dolorida com a palma da mão.

Artrite - Segure a TSE 5, na face interna do tornozelo esquerdo, com a mão direita, e a TSE 16, na face externa do tornozelo esquerdo, com a mão esquerda. Para o pé direito, toque a TSE 5, na face interna do tornozelo, com a mão direita, e a TSE 16, na face externa do tornozelo, com a mão esquerda. (Ver Figura 9.1.)

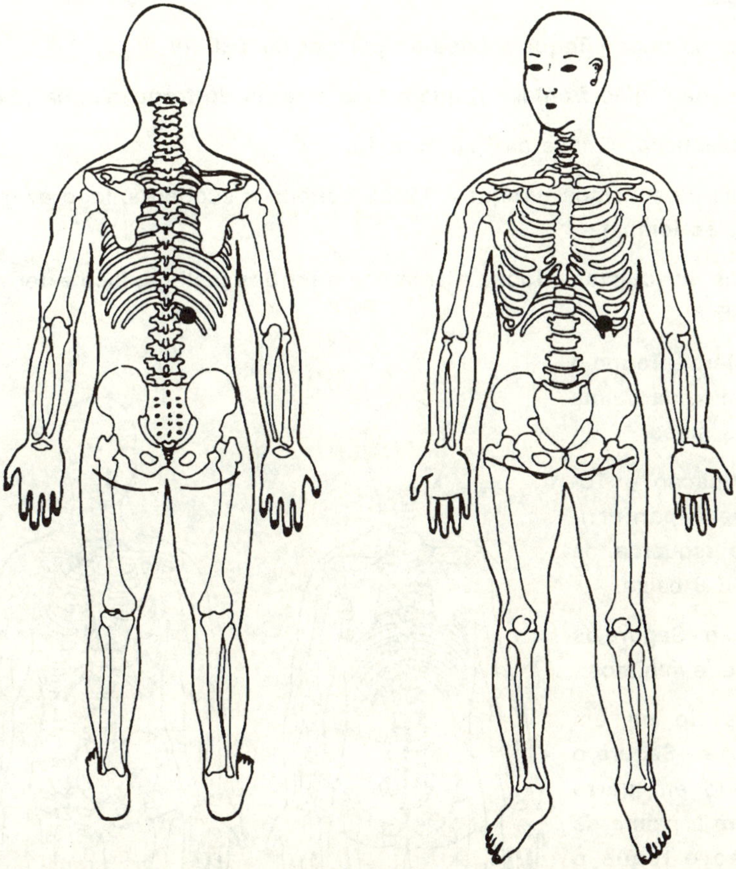

FIGURA 9.2

Asma e dificuldades respiratórias - Com a mão esquerda, toque a base da caixa torácica esquerda, na TSE 14, e com a mão direita, toque a TSE 23 direita, na região logo acima da região lombar. (Ver Figura 9.2.)

Audição - Segure o ombro na TSE 11, e a região do peito oposta na TSE 13.

Azia - Toque a área abaixo da base do esterno, entre as TSE 14.

Cabeça:

Dor na nuca - Toque a base do polegar na TSE 18.

Dor na região frontal - Toque a face externa do tornozelo, na TSE 16.

Enxaqueca - Toque as TSE 16 e 18.

Cãibras e espasmos - Toque a TSE 23 direita e esquerda, logo acima da região lombar.

Cãibras musculares - Toque a área posterior dos joelhos, face externa, na TSE 8.

Colesterol - Toque o centro da palma das mãos.

Constipação - Toque a panturrilha esquerda, na TSE 8 baixa.

Coração - Segure os dedos mínimos.

Dedos do pé em garra - Segure o dedo em garra com a palma da mão e toque o arco do pé oposto, na TSE 6.

Depressão - Toque a área logo abaixo da clavícula, na TSE 22, e a TSE 23 oposta, um pouco acima da região lombar. (Ver Figura 9.3.)

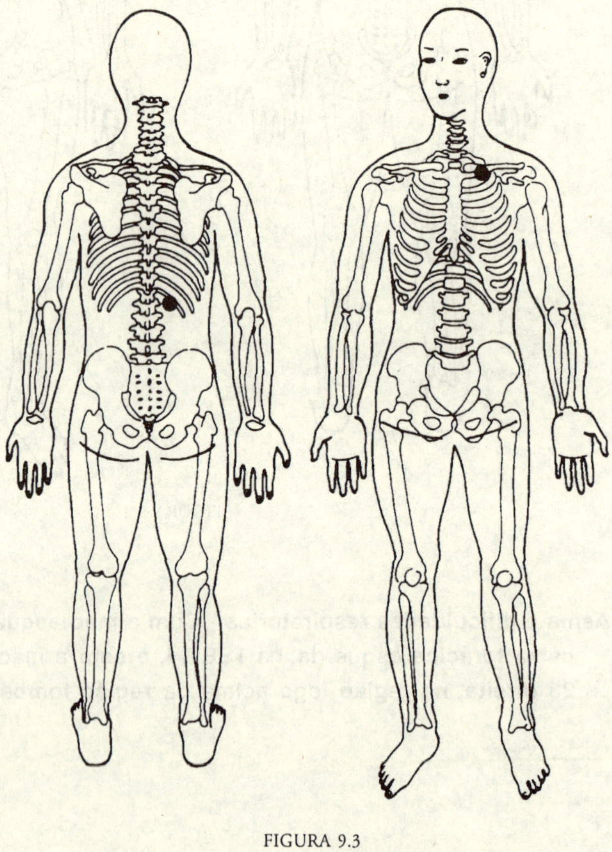

FIGURA 9.3

Desmaio, inconsciência - Toque a base do crânio, nas TSE 4.

Diarréia - Toque a panturrilha direita, na TSE 8 baixa.

Dor de dente - Segure o dedo indicador do lado oposto ao dente dolorido.

Dor lombar e ciática - Conecte as TSE 15 direita e esquerda, na virilha.

Fertilidade - Toque ambas as TSE 13, no peito.

"Fogacho" - Toque a panturrilha esquerda, na TSE 8.

Impotência e distúrbios sexuais - Conecte a TSE 13, no peito.

Insônia - Toque a base do polegar, TSE 18.

Intumescência, inchaço e retenção de líquido - Cruze as mãos e toque a face interna dos joelhos, na TSE 1.

Joanetes - Toque a dobra do cotovelo na direção do polegar, na TSE 19, e segure a parte posterior externa do joelho, do mesmo lado, na TSE 8. (Ver Figura 9.4.)

Joelhos - Cruze os braços e segure a área superior dos braços, TSE 19 alta.

Mamas - Cruze os braços e toque a borda externa das omoplatas, perto das axilas, na TSE 26.

Mandíbula - Toque a área da mandíbula dolorida e o tornozelo externo oposto, na TSE 16.

Mau humor ("Birra") - Segure os dedões dos pés, na TSE 7.

Memória - Coloque a mão direita no topo da cabeça e os dedos da mão esquerda entre as sobrancelhas.

Náusea - Cruze as mãos tocando a TSE 1 alta, na face interna da coxa.

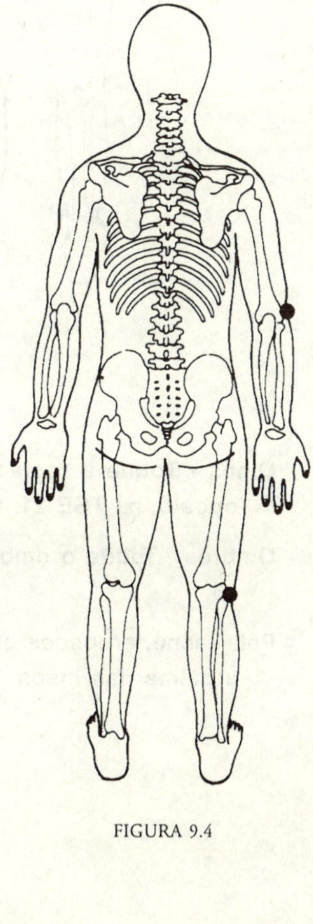

FIGURA 9.4

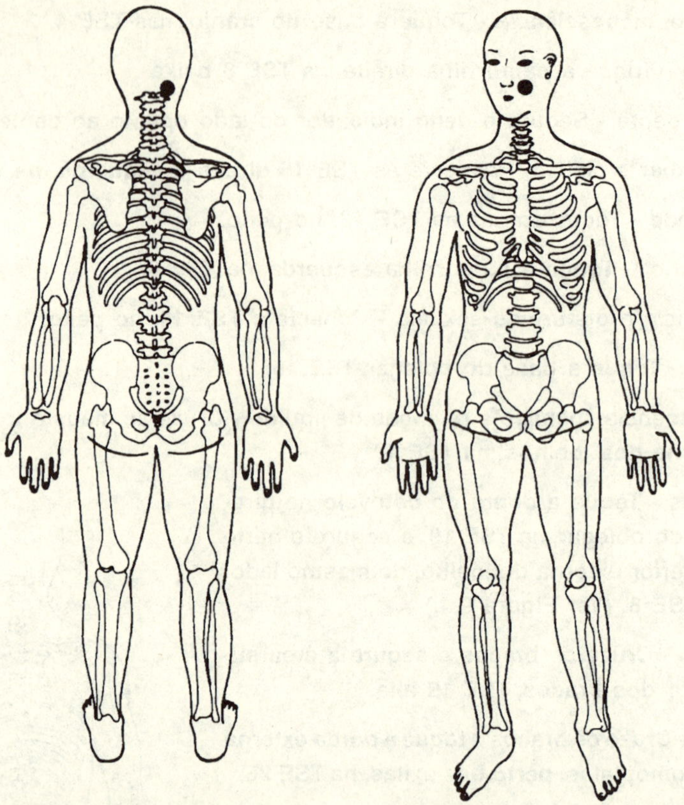

FIGURA 9.5

Olhos - Toque a região posterior da cabeça, na TSE 4, e o osso malar oposto, na TSE 21. (Ver Figura 9.5.)

Ombros - Toque o ombro, na TSE 11, e a virilha do mesmo lado, na TSE 15.

Pele (acne, erupções cutâneas, etc.) - Cubra ambas as panturrilhas com a palma das mãos.

Pescoço - Toque a TSE 12, no pescoço, e a base da coluna (cóccix). (Ver Figura 9.6.)

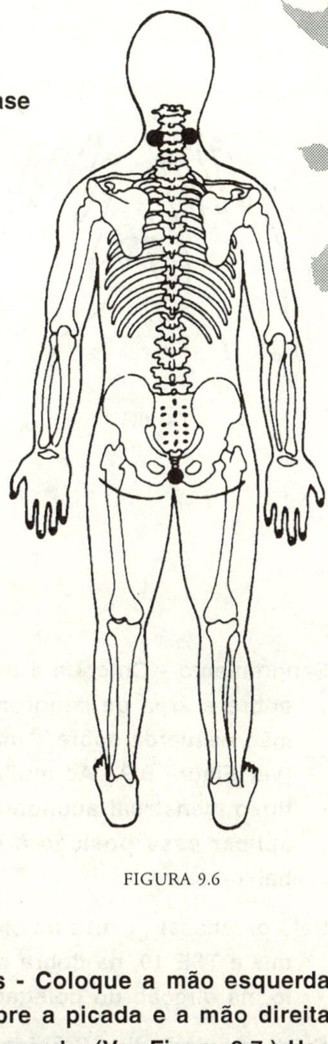

FIGURA 9.6

Picadas de insetos - Coloque a mão esquerda diretamente sobre a picada e a mão direita sobre a mão esquerda. (Ver Figura 9.7.) Use a mesma posição também para retirar espinhos e pequenas farpas.

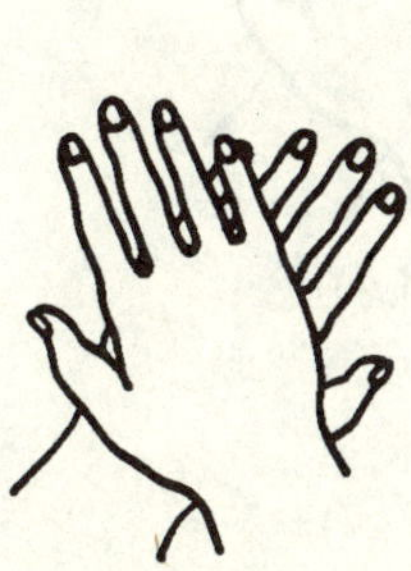

FIGURA 9.7

Prontidão, ficar alerta - Sente-se sobre as mãos (a palma ou o dorso), segurando a TSE 25, localizada no ísquio.

Pulso dolorido - Cruze os braços, tocando a TSE 19 na dobra do cotovelo, na direção do polegar.

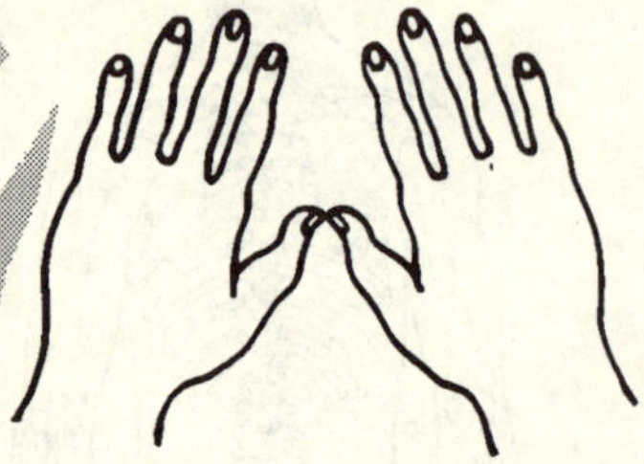

FIGURA 9.8

Queimaduras - Coloque as palmas das mãos sobre a área queimada; se a queimadura for dolorida, conserve as palmas a alguns centímetros de distância da pele. (Ver Figura 9.8.)

Reprodução (homens e mulheres) - Toque ambos os lados do peito, na TSE 13.

Resfriados, gripe e febre - Toque a parte superior do ombro, na TSE 3, e a virilha do mesmo lado, na TSE 15.

Ressaca - Toque a parte superior dos ombros e o pescoço, nas TSE 11, 12 e 3.

Sangramento - Coloque a mão direita sobre a área de sangramento e a mão esquerda sobre a mão direita. (Ver Figura 9.9.) As mulheres com fluxo menstrual abundante podem aplicar essa posição à região do baixo-ventre.

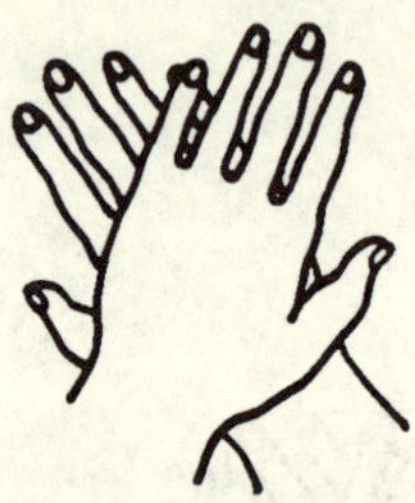

FIGURA 9.9

Seio paranasal - Cruze os braços e toque a TSE 19, na dobra do cotovelo, na direção do polegar.

Síndrome de Fadiga Crônica - Toque a região um pouco acima da lombar em ambos os lados da coluna, na TSE 23.

Sistema imunológico - Toque a parte superior do ombro na TSE 3 e a virilha do mesmo lado na TSE 15.

Soluços - Toque a área logo atrás do lobo da orelha, na TSE 12 lateral.

Tensão menstrual - Toque ambas as TSE 13, no peito.

Tontura - Toque a base dos ossos malares, na TSE 21.

Tornozelo e pé - Segure o pulso oposto ao tornozelo lesado, na TSE 17.

Trabalho de parto - Toque a região lombar na TSE 2 e a face interna do joelho oposto na TSE 1.

Zumbido no ouvido - Segure o dedo anular.

Apêndice

Apresentamos a seguir as perguntas mais freqüentes relativas ao estudo e à prática do Jin Shin Jyutsu.

Como estudar o Jin Shin Jyutsu?

O treinamento básico de cinco dias* em Jin Shin Jyutsu é realizado várias vezes por ano em todo o mundo. O seminário tem uma duração de trinta e seis horas e consiste de palestras e sessões práticas. Alguns estudantes se inscrevem com objetivos de profissionalização, enquanto outros o fazem apenas para desenvolvimento pessoal.

O treinamento se divide em duas partes (*cada uma acompanhada de um texto específico*):

Na Parte I (quatro dias – no Brasil) os temas estão direcionados para a relação vital entre a energia invisível, o modo como respiramos, as atitudes que mantemos e o impacto que tudo isso exerce sobre o corpo físico. O conceito de uma energia vital invisível é estudado ao longo de todo o seminário. Fazem-se referências contínuas para discernir a natureza tríplice do homem – espírito, mente e corpo – e seus inter-relacionamentos, e para compreender o papel que eles exercem em nossa vida.

* No Brasil o treinamento básico é oferecido em oito dias, devido à tradução consecutiva inglês-português.

Além de se constituir numa introdução geral ao Jin Shin Jyutsu, a Parte I descreve sua história e filosofia. Ela explica os Fluxos da Trindade e os Mediadores Diagonais, a localização das vinte e seis travas de segurança da energia e as seqüências para harmonizá-las e para equilibrar padrões energéticos dissonantes específicos.

O foco principal da Parte II (quatro dias – no Brasil) é o corpo físico manifesto. Essa parte introduz a prática de "ouvir o pulso" e os doze fluxos de órgãos, incluindo seus trajetos de circulação, os modos de restabelecer seu equilíbrio e as seqüências para harmonizar desequilíbrios específicos.

Quantos instrutores de Jin Shin Jyutsu há?

São oito os instrutores habilitados por Mary Burmeister e pela Jin Shin Jyutsu, Inc., para ministrar o seminário básico e fornecer os materiais correspondentes. Seis estão nos Estados Unidos e dois na Europa.

Susan M. Brooks, Ph.D.

Muriel Carlton

Philomena Dooley

Wayne Hackett

Lynne Pflueger

Waltraud Riegger-Krause

Mathias Roth

Jed Schwartz

Além desses, o dr. Haruki Kato, aluno do mestre Jiro Murai, ensina Jin Shin Jyutsu a profissionais de medicina no Japão.

Antes do seminário de cinco dias (oito no Brasil), há cursos de fundamentação básica do Jin Shin Jyutsu?

Muitos praticantes dão curso de Jin Shin Jyutsu de auto-ajuda. Nesse curso são apresentados os princípios fundamentais, baseados nos três livros de nível introdutório de Mary Burmeister.

Quem ministra esses cursos?

Os estudantes que participaram de três seminários de oito dias estão habilitados a inscrever-se no seminário de Treinamento de Instrutores em Auto-Ajuda (IT IS, Instructor Training in Self-Help). O seminário IT IS prepara estudantes interessados para ministrarem cursos de auto-ajuda. Os alunos que completam esse treinamento recebem um certificado de freqüência. Os instrutores para o treinamento IT IS são:

Sara Harper (USA)

Iole Lebensztajn (Brasil)

Birgitta Meinhardt (Alemanha)

Janet Oliver (USA)

Priscilla Pitman (USA)

Phyllis Singer (USA)

É possível obter créditos CEU estudando Jin Shin Jyutsu?

Créditos em educação continuada são oferecidos por EDUCARE, provedora aprovada pela California Board of Registered Nursing, número 07359. Trinta horas de contato são dadas para o seminário básico. Muitos outros estados reconhecem o CEU da Califórnia.

Um interessado pode tornar-se praticante licenciado de Jin Shin Jyutsu?

Não, Jin Shin Jyutsu, Inc., não oferece licença formal para praticantes. Mas um certificado de nível de praticante é emitido quando o interessado completa uma série de três seminários de cinco dias (oito dias no Brasil). Nesse estágio, o estudante adquiriu uma compreensão básica do Jin Shin Jyutsu e pode iniciar a prática da Arte. Como orientação geral, não se recomenda que os alunos completem os três seminários de cinco dias em menos de dezoito meses.

Onde são realizados os seminários de Jin Shin Jyutsu?

Atualmente, esses seminários são realizados em quase metade dos estados nos Estados Unidos, com maior concentração de aulas nas áreas do Arizona, da Califórnia, do Colorado e de Nova Iorque. Seminários de Jin Shin Jyutsu são também oferecidos no Brasil, na Europa ocidental e no Canadá.

Para maiores informações sobre os seminários, materiais, livros e palestras sobre Jin Shin Jyutsu em sua área, entre em contato com:

Jin Shin Jyutsu, Inc.

8719 East San Alberto

Scottsdale, Arizona 85258

tel. (602) 998-9331

Iole M. Lebensztajn (organização dos seminários no Brasil)

R. Prof. João Arruda, 149

São Paulo, SP, Brasil

05021-000

Tel.: (011) 263-6470

ou

Associação Brasileira de Jin Shin Jyutsu

http://www.terapia.net/abjsj

Bibliografia

Burmeister, Mary. *Introduzindo Jin Shin Jyutsu É.* Livros 1-3. Scottsdale, AZ: Jin Shin Jyutsu Distribuidores, 1981, 1985, 1994*.

Burmeister, Mary. *Jin Shin Jyutsu Fisio Filosofia.* Textos 1 e 2 Scottsdale, AZ: Jin Shin Jyutsu Distribuidores, 1994**.

* Estes manuais não estão disponíveis em livrarias, mas podem ser adquiridos durantes os cursos de Auto-Ajuda (vide programação de cursos no site da Associação Brasileira de Jin Shin Jyutsu http://www.terapia.net/abjsj) ou pelo tel.: (011) 263-6470 com Iole M. Lebenzstajn (Coordenação de Cursos e Eventos).

** Estes manuais fazem parte do material fornecido durante os Seminários Básicos de Jin Shin Jyutsu e só estão disponíveis para os estudantes e profissionais do JSJ (vide programação dos Seminários no site da Associação Brasileira de Jin Shin Jyutsu http://www.terapia.net/abjsj) ou pelo tel.: (011) 263-6470 com Iole M. Lebensztajn (Coordenação de Cursos e Eventos).

Índice analítico

H

J

M

N

O

P

Q

R

S

T

e estes da *EDITORA AQUARIANA*

- **O Buraco Branco no Tempo,** Peter Russel
- **Conversações Esotéricas,** Vicente B. Anglada
- **A Dança da Mutação,** Michael Lindfield
- **Decida-se,** Robert Muller
- **Estação Desembarque,** José E. Bologna
- **E... O Ancião Falou,** Antón P. de Léon Paiva
- **Magia Organizada Planetária,** Vicente B. Anglada
- **Os Mistérios de Shamballa,** Vicente B. Anglada
- **O Nascimento de uma Civilização Global,** Robert Muller
- **Networks - Redes de Conexões,** Jessica Lipnak - J. Stamps
- **O Princípio da Totalidade,** Anna Lemkow
- **Poesias Ocultistas,** Fernando Pessoa

FLORAIS

- **Afirmações para os Florais de Bach,** Hugh Mac Pherson
- **O Caminho das Flores (Florais de Minas),** Olinto J. Neto
- **Crescendo com os Florais de Bach,** Judy Howard
- **Criatividade e Espiritualidade - Seguindos os Passos da Profecia Celestina (Florais de Minas),** Breno Marques e Ednamara Marques
- **Essências Florais de Minas,** Breno e Ednamara Marques
- **Essências Florais do Alasca,** Steve M. Johnson
- **Essências Florais Francesas,** Philippe Deroide
- **Essências Florais e Marinhas do Pacífico,** Sabina Pettitt
- **Padrões de Energia Vital (Bach),** Julian Barnard
- **As Qualidades Positivas dos Florais de Bach,** Hugh Mac Pherson
- **Repertório das Essências Florais de Minas,** Breno Marques e Ednamara Marques

TORKOM SARAYDARIAN

- **O Ano 2000 e Depois**
- **Avanço para o Psiquismo Superior**
- **A Carruagem Flamejante e as Drogas**
- **Energia Psíquica**
- **Irritação - O Fogo Destruidor**
- **A Psicologia da Cooperação e da Consciência Grupal**
- **O Senso de Responsabilidade na Sociedade**
- **O Viajante Questionador e o Karma**

Impresso nas oficinas da
Gráfica Palas Athena